Docteur J. COUDERT

EX INTERNE DES HOPITAUX
EX AIDE D'ANATOMIE
PRIX TONNELÉ (MÉDAILLE D'OR)
LAURÉAT DE L'ÉCOLE DE MÉDECINE DE TOURS
(MÉDAILLES DE VERMEIL, D'ARGENT, DE BRONZE)

LES FAUX-CROUPS GRAVES

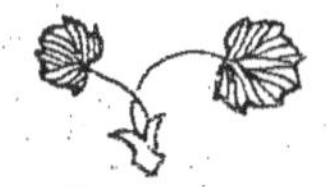

TOURS

IMPRIMERIE EMMANUEL RIVIÈRE

21, Rue du Hallebardier

1908

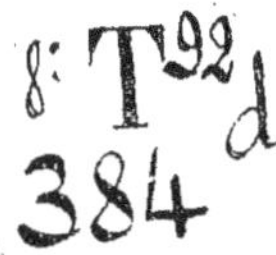

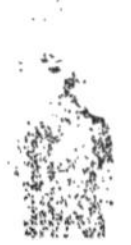

Docteur J. COUDERT

EX INTERNE DES HOPITAUX
EX AIDE D'ANATOMIE
PRIX TONNELÉ (MÉDAILLE D'OR)
LAURÉAT DE L'ÉCOLE DE MÉDECINE DE TOURS
(MÉDAILLES DE VERMEIL, D'ARGENT, DE BRONZE)

LES FAUX-CROUPS GRAVES

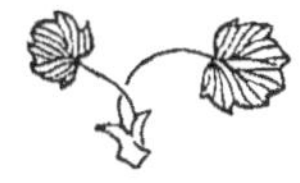

TOURS
IMPRIMERIE EMMANUEL RIVIÈRE
21, Rue du Hallebardier
1908

A LA MÉMOIRE DE MES PARENTS

AU R. P. DE SAINT-MAIXENT

AU R. P. MOREAU

AU CHANOINE HUCHET

A M. H. ROCHELLE

AVANT-PROPOS

A l'époque où le baccalauréat nous apparaissait comme le but suprême des études, il nous arriva souvent de passer devant l'Ecole de médecine de Tours, et, contemplant avec envie les futurs Esculapes — nous nous demandions avec anxiété s'il nous serait permis un jour de les égaler. — Ce jour est arrivé, — et s'il apporte avec lui bien des devoirs et des soucis, il y mêle une agréable coutume, en nous permettant de remercier ici, ceux qui ont été nos maîtres, nous allions presque dire nos amis, tant à l'Ecole qu'à l'Hôpital.

Que M. le Docteur Wolf, le sympathique directeur de l'Ecole de médecine soit le premier à accueillir nos remerciements pour les conseils pratiques et les encouragements qu'il ne nous a jamais ménagés : si sa voix s'enfle quelquefois et se passionne, ce n'est jamais chez lui que l'écho d'un cœur tout vibrant et tout dévoué.

M. le Professeur Ledouble, dont nous avons été

l'externat des hôpitaux de Paris, reçoive aussi nos remerciements.

Nous prenons également la liberté d'offrir à à M. le Docteur Meunier, professeur de clinique médicale, l'hommage de notre gratitude pour son accueil toujours bienveillant.

Nous ne saurions oublier M. le Docteur Cosse, ophtalmologiste de l'hôpital : il a complété notre instruction, si heureusement commencée par son collègue à l'hôpital M. le Docteur Moissonnier.

M. le Docteur Magnan, toujours si affable avec les étudiants, nous permettra de le prier d'accepter le sentiment de notre vive gratitude, pour nous avoir si patiemment enseigné les premières notions de la laryngologie.

Enfin, nous n'aurions garde d'oublier que nous devons le sujet de notre thèse à M. le Docteur Bosc, médecin adjoint de l'hôpital ; nous nous faisons un honneur d'être compté au nombre de ses amis.

Nous n'avons fait que passer à la Faculté de médecine de Toulouse : ces trop courts moments nous ont suffi cependant pour apprécier l'honneur que M. le Professeur Bézy veut bien nous faire aujourd'hui, en acceptant la présidence de notre thèse, et l'aimable accueil que nous avons trouvé auprès de MM. les Docteurs Caubet, Cestan, Garipuy, Frenkel. Qu'ils veuillent bien accepter l'hommage de notre profonde gratitude.

PREMIÈRE PARTIE

DÉFINITION

Le nom de faux-croup éveille d'habitude, dans l'esprit du médecin, le souvenir d'un enfant pour lequel il fut appelé, la nuit, par une famille affolée ; cet enfant, bien portant la veille encore, ou légèrement grippé depuis quelques jours, a été brusquement tiré de son sommeil par un accès de suffocation avec des quintes de toux rauque ; la respiration est devenue sifflante, le tirage commence à apparaître, il se fait même un début de cyanose. Mais, très rapidement, les accidents cessent et souvent quand le médecin arrive, l'enfant est de nouveau endormi.

L'examen de la gorge est négatif, ou ne révèle qu'une rougeur diffuse. Cet accès n'est pas d'ailleurs isolé ; il peut se reproduire à intervalles plus ou moins éloignés et les parents, ayant appris à les connaître, ne s'en effrayent plus.

Aussi, pour le public et un grand nombre de médecins, faux-croup signifie : affection à manifestations alarmantes, mais à pronostic toujours bénin.

Nous désirons montrer, dans cette étude, qu'en raison de la tendance toute particulière des enfants à faire du spasme de la glotte, il est des cas où l'amélioration habituelle et rapide ne se produit pas ; où le faux-croup devient une affection grave, se traduisant par une dyspnée laryngée persistante et susceptible, parfois, de se terminer par la mort si l'on n'intervient pas à temps par le tubage ou la trachéotomie.

A côté du croup diphtérique, il existe une série de laryngites aiguës de l'enfance où la violence du spasme ne le cède en rien à celle des diphtéries laryngées, où le tableau clinique est le même, le pronostic aussi grave, plus grave peut-être, car le sérum de Roux n'a ici aucune action spécifique.

Ce sont ces cas dont nous avons observé plusieurs exemples, au service d'isolement de l'hôpital de Tours, qui nous ont donné l'idée de cette thèse.

HISTORIQUE

Notre prétention n'est pas de décrire une nouvelle entité morbide; ces faits sont connus depuis longtemps, et les méthodes bactériologiques n'ont fait que confirmer ce que la clinique avait déjà observé.

Le mot « croup » n'est, semble-t-il, qu'une onomatopée empruntée au langage populaire d'Ecosse et par lequel on désignait une affection dont une toux rauque assez bien traduite par le son croup prononcé à l'anglaise, c'est-à-dire « crôp », est un des principaux symptômes.

En appelant ainsi la maladie dont il se faisait le premier l'historien, l'Ecossais Home a donc seulement emprunté au vulgaire une dénomination courante, sans préjuger de la nature même de l'affection.

Sa description s'applique à toutes les sortes de dyspnées laryngées et son seul mérite fut de les séparer des angines et des autres affections du pharynx.

Mais, dans le groupe des laryngites, il ne sut pas distinguer les dyspnées de nature purement inflammatoire de la laryngite liée à l'angine diphtérique.

Cette découverte capitale devait être l'œuvre du grand médecin tourangeau Bretonneau.

Pourtant, Millard, dès 1769, avait essayé de donner une description isolée de cette forme de laryngite qu'il considérait comme une sorte d'asthme dénommé depuis asthme de Millard.

En 1810, Rogery fit connaître dans le *Journal de médecine, chirurgie et pharmacie*, une observation de croup aigu terminé par la mort avant la formation de la fausse membrane, et il semble que ce soit là un des premiers cas publiés de faux-croup grave se terminant par la mort.

Ce travail passa inaperçu, et la confusion continua de régner dans la plupart des écrits qui, à cette époque, traitèrent de la question.

On trouve les traces de cette confusion dans les mémoires envoyés, en 1812, au concours de l'Académie sur le sujet « croup ». Il suffit pour s'en rendre compte de parcourir les publications de Vieussens (1), de Jurine, d'Albert de Bremen (2) couronnés par l'Académie.

Le rapporteur de la Commission, Royer Collard (3), chargé de juger ces travaux ne l'évite pas davantage dans le mémoire qu'il publia à ce sujet, et son travail, œuvre remarquable — c'est le jugement porté par Bretonneau — prouve qu'à cette époque, les idées de Home étaient encore acceptées, le mot croup s'appliquant toujours à toutes les dyspnées laryngées qu'elles fussent couenneuses ou non.

(1) VIEUSSENS. *Mémoire sur le croup ou angine trachéale.* Paris, 1812.

(2) A. DE BREMEN. *De tracheitide infantium.* Lipsiac, 1816.

(3) ROYER-COLLAD. *Rapport au Ministre de l'Intérieur sur les ouvrages envoyés au concours.* Paris, 1812.

Voici, du reste, à titre de document, l'analyse que fait Royer Collard du mémoire d'Albert de Bremen sur le croup :

« La véritable cause de cette gêne extraordinaire de respiration est le spasme de la trachée-artère, spasme qui est lui-même produit ou par l'inflammation de la membrane muqueuse de cet organe, ou par la présence de la lymphe plastique qui s'y épanche, ou enfin par l'un et l'autre de ces agents réunis. Quelquefois aussi la lymphe plastique, par sa quantité, sa consistance, par la forme membraneuse qu'elle prend, devient un obstacle purement mécanique au passage de l'air, mais ces cas sont extrêmement rares, et communément, c'est le spasme seul qui arrête ou embarrasse la respiration en resserrant le canal aérien. L'auteur soutient avec force cette dernière opinion, et les alternatives d'accès et de rémissions qu'on observe dans le croup lui en paraissent surtout une preuve irrécusable ; il ne veut cependant pas qu'on admette pour cela deux espèces de croup, l'un inflammatoire et l'autre purement spasmodique. Cette distinction n'est à ses yeux qu'une vaine hypothèse constamment démentie par l'observation exacte. »

La lumière ne jaillit vraiment que du jour où Bretonneau, aidé des travaux de Guersant, eut établi, avec une merveilleuse intuition, les caractères essentiels qui permettent de distinguer l'une de l'autre, deux maladies si différentes dans leur essence, leurs lésions, leurs symptômes et leur gravité ; l'une, le vrai croup, d'origine diphtérique entraînant la mort si l'on n'intervient pas, l'autre, le faux-croup, moins souvent dangereux.

Le nom de laryngite striduleuse est le vrai titre que

Bretonneau (1) donna à son travail, voulant ainsi spé-
cifier, par cette appellation, que l'affection était localisée
au larynx et avait pour caractère essentiel la stridence.

L'observation sur laquelle il appuie la symptomatologie qu'il en fait est ainsi rédigée :

« Le 2 septembre 1825, Madeleine Lac, âgée de trente
mois, d'une forte complexion, à la sortie d'un bain tiède
reste nue mouillée, courant et jouant dans un apparte-
ment dont la température est médiocrement élevée. Le
soir enrouement, dans la nuit dyspnée, respiration fréquente, bruyante, expiration nasale, inspiration sifflante
et striduleuse ; la tête est renversée en arrière à chaque
inspiration. La toux rare et rauque, moins courte que
dans l'angine diphtéritique épidémique, se soutient pendant d'assez longs intervalles, elle est alors très
bruyante, chaque inspiration, laborieuse et sonore, est
accompagnée d'extension convulsive des membres tho-
raciques et pelviens ; en même temps, la figure et les
lèvres deviennent violettes ; la peau reste fraîche, la
respiration n'est point accélérée et, dans l'intervalle des
paroxysmes, l'enfant continue à jouer ; il n'existe point
de tuméfaction aux parties latérales du col. Pédiluves
sinapisés ; des sangsues doivent être appliquées sur les

(1) L'ouvrage de Bretonneau a pour titre : *Des inflammations
spéciales du tissu muqueux et en particulier de la diphtéridite ou
inflammation pelliculaire connue sous le nom de croup, d'angine
maligne, d'angine gangréneuse, etc.*, par P. BRETONNEAU, médecin en chef de l'hôpital de Tours. Nous devons à notre aîné,
le docteur Dubreuil Chambardel qui a voué en son cœur un
culte à Bretonneau et qui met actuellement la dernière main
à une édition prochaine des œuvres inédites de ce maître,
tous les livres et manuscrits du grand clinicien tourangeau
dont nous avons eu besoin pour notre thèse, qu'il nous soit
permis de lui offrir ici nos remerciements.

partics latérales du larynx et, subséquemment, un vési-
catoire si la dyspnée ne cède pas à l'emploi du pédi-
luve.

2e Jour.— Les tonsilles ne sont pas rougies ; elles
ne sont, non plus, ni tuméfiées ni recouvertes de concrétions : je m'assure que les ganglions lymphatiques cervicaux conservent exactement leur volume naturel.
Pendant la nuit, l'enfant a eu plusieurs accès de suffocation ; la voix est éteinte, la toux conserve tous les
caractères qu'elle avait la veille ; elle est seulement un
peu moins sèche ; nouvelle recommandation de ne plus
différer l'application des sangsues. (Jalap, quatre grains ;
calomel, deux grammes ; émulsion d'huile de ricin à
dose laxative). L'appétit se maintient, la toux devient
plus grasse, mais en même temps la fréquence du pouls
et la chaleur de la peau indiquent un mouvement fébrile
assez intense.

« Les sangsues ne sont point appliquées, mais les deux
pilules sont données le soir et l'émulsion le lendemain
au matin.

« 3e Jour.— La respiration est moins fréquente et plus
facile, la toux est devenue plus aisée, moins pénible :
la petite malade reste alors exposée au froid et la toux
redevient plus sèche et plus rauque ; mais, dès le soir
même l'amélioration de tous les symptômes fait pré-
sager une prompte convalescence. Le 6· jour il ne
reste plus d'un état en apparence si dangereux, qu'un
peu d'enrouement qui ne tarde pas à disparaître complètement. »

Dans la thèse de Hérard, 1847, on trouve, en plus de
l'observation de Rogery, citée plus haut, une observa-

tion de faux - croup publiée par Bandeloque dans la *Gazette Médicale de Paris* en 1847.

La notion de ce faux-croup était déjà assez connue pour que Rilliet et Barthez lui consacrent plusieurs pages dans la première édition de leur traité qui parut en 1851.

Mais c'est à Trousseau, élève de Bretonneau, que revient incontestablement le mérite d'avoir donné de cette affection spéciale une remarquable description ; il vulgarisa ainsi d'un seul coup les idées de son maître et créa un nouveau chapitre de pathologie interne — celui de la laryngite striduleuse grave. — Voici la description dramatique qu'il donne d'un de ces cas dans les cliniques de l'Hôtel-Dieu (1).

« Un jeune garçon de 13 ans, bien portant la veille, avait été pris tout à coup, le lendemain matin, d'un accès d'oppression épouvantable. Il se leva rapidement et courut chez le préfet des études ; sa respiration était gênée au plus haut point ; il avait une toux rauque, croupale ; sa voix était éteinte, enrouée et la respiration produisait un sifflement des plus bruyants. Le médecin du collège, mandé aussitôt fut justement effrayé de l'état du malade et me dépêcha sur-le-champ un des maîtres. Je partis aussitôt. Quatre heures après, j'arrivais auprès du pauvre enfant ; il venait d'expirer. A l'autopsie nous ne constatâmes qu'un gonflement notable des cordes vocales avec rougeur de la membrane muqueuse laryngienne, qu'un peu de tuméfaction des replis aryteno-épiglottiques. Sur l'une des cordes vocales il y avait

(1) Tome 1. *Clinique de l'Hôtel-Dieu.*

une légère sécrétion membraneuse n'ayant aucun des caractères de la fausse membrane diphtérique et qui était le résultat d'une phlegmasie portée au plus haut degré. »

Dès lors, la conception du faux-croup grave devient classique et les observations se multiplient.

En 1872, Krishaber, au sujet de l'article « Larynx » étudie longuement, dans le dictionnaire encyclopédique des sciences médicales de Dechambre, le faux-croup et en donne une monographie assez complète.

Guéneau de Mussy rapporte à la « Société médico-pratique », séance du 22 mars 1885, l'observation d'une petite fille de sept ans à laquelle, pour un cas analogue, Saint-Germain et lui-même durent pratiquer une trachéotomie.

A la même séance, Huchard donne lecture de trois observations ; la première est celle d'une petite fille de cinq ans dont la maladie se produisit en 1873 ; il y avait eu d'abord des accès de suffocation violents, puis d'intensité décroissante pendant un jour. La gorge était simplement rouge. Le lendemain l'état asphyxique rappelait tout à fait la période terminale du croup. On se tint prêt à intervenir, et de fait, au milieu du jour, l'état devint si grave que l'opération fut jugée indispensable. L'enfant a guéri rapidement ; depuis elle a eu de fréquentes attaques analogues qui ont confirmé le diagnostic.

La deuxième observation analogue à la première fut prise par Huchard et Archambault en 1875.

2

Quant à la troisième, il ne fut pas besoin d'intervenir ; elle fut remarquable par l'intensité extrême des accidents qui rendaient tous les jours la trachéotomie imminente : psasmes longs, presque sans rémission pendant trois jours et trois nuits consécutives, voix presque éteinte par instants, dyspnée, cyanose. La malade, fillette de cinq ans, guérit néanmoins.

En 1888, le docteur Paul Koch, de Luxembourg, dans les « Annales des maladies du larynx » relate le cas d'une cuisinière atteinte cliniquement de faux-croup et dont l'examen laryngoscopique permit de constater une congestion diffuse de tout le larynx.

A. Nil Filatow, professeur de pédiatrie à l'Université de Moscou, dans son « Traité classique des maladies de l'enfance », parle ainsi de l'affection qui nous occupe : « Nous comprenons, sous le nom de faux-croup, celui dans lequel la tuméfaction de la muqueuse provoque le rétrécissement de la lumière du larynx et la respiration sténotique.

Comme l'a montré Rauchfuss, le faux-croup apparaît surtout dans le cas où la tuméfaction œdémateuse occupe le tissu sous-muqueux, immédiatement au-dessous des cordes vocales, d'où aussi son nom de laryngite sub-chordalis. »

En 1892, Boiteux (de Baume-les-Dames), dans un article du *Journal de Médecine et de Chirurgie pratique*, du 10 novembre. a particulièrement appelé l'attention sur ces variétés de laryngites graves.

En date du 6 octobre 1892, dans la « Presse médicale », le docteur Bézy a traité longuement des « accidents laryngiens simulant le croup ».

La thèse de Touchard (1), en 1892, qui a pour titre des : « Laryngites aiguës de l'enfance simulant le croup », est certainement un des travaux les plus importants que nous possédions sur cette partie de la pathologie laryngée.

Variot eut l'occasion d'observer en 1896, une épidémie de faux-croups graves à l'hôpital Trousseau : « Sur une douzaine d'enfants atteints, trois avaient déjà succombé après avoir été tubés. Un autre qui rejetait le tube avec persistance a dû être trachéotomisé et huit jours après le début de la maladie il était impossible de pouvoir retirer la canule. Il est à remarquer que les autres enfants qui ont guéri ont dû conserver le tube pendant sept ou huit jours, c'est-à-dire plus longtemps que les enfants atteints du croup diphtérique et traités par le sérum antidiphtérique. »

L'année suivante, dans la « Gazette des hôpitaux », Hepp publia une observation dans laquelle le sujet simule absolument le croup vrai, et il conclut ainsi :

Il existe une forme de laryngite aiguë primitive de l'enfance, non diphtérique, caractérisée par une dyspnée permanente, progressive, interrompue par des accès de suffocation pouvant aboutir à la mort par asphyxie, en tout cas semblable à celle du croup.

2° Cette laryngite n'est pas la pseudo-membraneuse, elle se rapproche de la laryngite striduleuse par ses

(1) TOUCHARD. Thèse de Paris, 1892.

conditions étiologiques et par l'absence des symptômes d'une intoxication générale ;

3° Elle peut nécessiter pourtant, par la gravité de la dyspnée qui accompagne son évolution, une intervention chirurgicale jusque-là réservée au croup. »

L'année suivante, 1898, le docteur Soca, de Montevideo, publia dans les *Archives de médecine des enfants,* trois cas de laryngite striduleuse caractérisés surtout par leur extraordinaire durée.

Dans la *Presse médicale,* en date du 30 novembre 1904, nous trouvons signalés, par M. Roume, trois observations publiées par M. Anzinger dans l'*American journal of the medical sciences.* Il s'agit d'enfants qui, au cours d'une angine pultacée, ont été pris de phénomènes de croup ayant nécessité la trachéotomie après l'insuccès des injections de sérum.

Dans aucun cas, il n'existait pourtant de fausses membranes dans la trachée ou dans le larynx.

Dans le *Traité des maladies de l'enfance,* publié par Grancher et Comby, en 1904, Variot et Glober décrivent assez longuement l'entité morbide qui fait le sujet de notre thèse.

En 1905, Heller (1), dans une thèse intitulée : « *Contribution à l'étude de la laryngite sous-glottique, nécessité fréquente du tubage* », ajoute des observations nouvelles sur cette question, et il insiste surtout sur la nécessité fréquente du tubage et des difficultés toutes particulières qu'il présente dans ces cas par suite du gonflement de la muqueuse sous-glottique.

(1) HELLER. Thèse de Toulouse, 1905.

Enfin, en août 1906, dans la *Province médicale,* MM. les professeurs Bézy et F. Laval publiaient une série d'observations analogues sur beaucoup de points aux nôtres. L'article a pour sujet : « *Quelques considérations pratiques sur l'intervention dans les laryngites aiguës de l'enfance.* »

Les faits qui précèdent montrent que la question du faux-croup grave est aujourd'hui presque classique ; il nous a paru intéressant d'en faire le sujet de notre thèse à l'occasion d'une série de onze cas que nous avons été à même d'observer pendant notre internat à l'hospice général de Tours.

Nous devons à l'obligeance de Monsieur le docteur Bosc, chargé du service des enfants, d'avoir pu recueillir ces observations.

C'est sous sa direction que nous avons soigné les enfants dont nous parlons ; l'urgence et la gravité de certains cas ont été telles que nous avons dû personnellement en tuber ou en trachéotomiser quelques-uns. Qu'il nous soit permis de profiter de la circonstance qui nous est offerte pour le remercier et lui renouveler l'assurance de notre attachement.

ETIOLOGIE

A. *Causes prédisposantes* :

1. C'est une affection propre à l'enfance, on l'observe surtout entre deux et cinq ans. Mais, elle peut sévir plus tôt, dans les deux premières années, et elle est encore très fréquente à six et sept ans, huit ans, pour devenir exceptionnelle ensuite.

Elle semble se rattacher, d'une façon générale, à la facilité avec laquelle les enfants font du spasme (tétanie, spasme idiopathique de la glotte, convulsions). Mais il y a de plus une prédisposition individuelle manifeste.

2. Le *nervosisme*, entendu dans son sens le plus large, qu'il soit héréditaire ou acquis, joue, en effet, un rôle considérable dans la production de ces phénomènes, et ceci nous explique que le faux-croup ait parfois un caractère familial et héréditaire : de tels enfants sont, pour ainsi dire, dès la naissance, en puissance de spasme et cette tendance se manifestera à l'occasion de la plus légère inflammation de la muqueuse laryngée.

Nombreuses, du reste, sont les observations qui justifient cette étiologie. Dans la thèse de Heller nous trouvons trois observations de faux-croup chez des enfants dont les parents étaient nerveux ou hystériques.

On sait d'ailleurs, d'après les recherches de Chaumier (1), que l'hystérie infantile n'est pas une rareté et que l'une de ses plus habituelles manifestations consiste précisément dans le spasme de la glotte, ce que les parents qualifient de pâmoison, et expliquent au médecin en disant que l'enfant se pâme de temps à autre.

Dans la thèse de Touchard, nous relevons l'observation suivante :

« Nicolas L., âgé de quatre ans et demi, entre à l'hôpital le 24 septembre 1892.

« Les antécédents héréditaires montrent un père, alcoolique invétéré, une mère très nerveuse, atteinte d'attaques fréquentes de grande hystérie depuis son jeune âge et qui, en plus, fut prise subitement d'une aphasie qui persista pendant près de huit jours quand elle apprit la maladie de son fils.

« Aujourd'hui, 24 septembre, à 3 heures de l'après-midi, celui-ci a été pris brusquement, au milieu de ses jeux, d'un accès de suffocation des plus inquiétants et l'on n'a eu que le temps de l'amener à l'hôpital.

« A son arrivée, l'enfant est absolument cyanosé, tirage des plus intenses, l'indication de trachéotomie est nettement indiquée. L'asphyxie est tellement prononcée que l'enfant ne sent même pas l'incision de la peau. Soulagement immédiat après l'opération.

« L'examen de la gorge est négatif, on n'aperçoit même pas la plus légère rougeur.

« 25 septembre. — Léger mouvement fébrile ; après l'opération, 38,5. Le petit malade est en parfait état et paraît guéri ; il jase et s'amuse dans son lit.

(1) Edmond CHAUMIER. *L'hystérie chez les nouveau-nés et les enfants au-dessous de deux ans.* Communication à l'Académie de médecine et *Gazette médicale du Centre,* 1897.

« 26 septembre. — L'enfant est considéré comme guéri, on attend encore avant d'enlever la canule.

« Quatre jours après l'opération on enlève la canule, mais le petit malade qui est très impressionnable, ce qu'explique facilement son hérédité chargée, est pris tout à coup d'un accès de suffocation persistant.

« Les jours suivants, de nouvelles tentatives sont faites dans le même sens et toujours sans résultat, même sous le chloroforme. On pratique alors l'examen laryngoscopique qui est absolument négatif en ce sens qu'on ne trouve aucune altération du larynx. On essaye alors l'emploi de canule fenêtrée et comme il n'y en avait pas dans le service où était placé l'enfant, on en envoya chercher au pavillon de la diphtérie. Malgré les précautions prises de stérilisation au moyen du flambage, l'enfant est atteint d'une angine diphtérique.

« Ceci se passait le 27 octobre, c'est-à-dire près d'un mois après l'arrivée de l'enfant à l'hôpital. Soigné alors au pavillon de la diphtérie, cet enfant fut ramené huit jours après dans le premier service où il avait été admis. Ce ne fut qu'au 4 décembre qu'on parvint à lui enlever sa canule, soit plus de deux mois après son introduction.

« Or de toutes les hypothèses qu'on peut admettre pour expliquer ce faux-croup grave subit, ni l'idée de corps étranger dans les voies aériennes ni celle d'adénopathie trachéo-bronchique ne subsistent devant un examen attentif, en effet, l'examen laryngoscopique et l'absence de ganglions hypertrophiés permettent de la rejeter.

« L'hypothèse à laquelle on est pour ainsi dire forcé de se rallier est donc celle d'un spasme laryngé, d'origine hystérique à laquelle conduit, du reste, l'étude de l'hérédité. »

3. *Végétations adénoïdes du pharynx nasal, causes du faux-croup et du spasme de la glotte.* (1)

C'est le docteur Coupart qui a le premier établi les rapports de cause à effet entre les tumeurs adénoïdes et le stridulisme, dans un mémoire paru en 1887 dans la *Revue générale de clinique et de thérapeutique.* Sur 56 cas, chez lesquels Coupart a recherché les antécédents — il a trouvé 45 fois de la laryngite striduleuse. Renault a noté la même coïncidence. Cependant nous avons peine à croire qu'ils se rencontrent aussi souvent que le dit Coupart, car dans nos observations nous n'avons noté le faux-croup qu'un petit nombre de fois. Par contre, nous avons relevé 25 fois ces terreurs nocturnes (2). Ces terreurs ont, nous l'avouons, beaucoup de rapport avec le stridulisme et s'expliquent de même que l'agitation et les cauchemars par le commencement d'asphyxie qui se produit pendant le sommeil. Ces deux symptômes se manifestent l'un et l'autre, bien plus souvent lorsqu'il y a un état aigu qui vient augmenter la gêne respiratoire. Guersant a même vu dans l'association de ces terreurs nocturnes, un élément moral, qui intervient pour augmenter encore la suffocation. E. Chaumier a démontré un des premiers la relation qui existe entre les terreurs nocturnes et les tumeurs adénoïdes.

(1) Nous devons à l'obligeance de M. E. CHAUMIER la rédaction de ces deux paragraphes concernant l'adénoïdisme et le rachitisme, dans lesquels il a bien voulu condenser ses très intéressantes théories personnelles sur la question.

(2) BAGINSKI. *Traité des maladies des enfants.* Traduction Guinon et Romme, Paris 1891.

« Tous les cas de faux-croup ne doivent pas être mis
sur le compte des végétations adénoïdes. En effet, le faux-
croup sévit quelquefois épidémiquement (E. Chaumier)
et dans ce cas il s'agit d'une maladie absolument dis-
tincte » (Bartoli).

Et d'autre part tous les adénoïdiens ne font pas du
faux-croup, il semble, pour que celui-ci se produise,
que deux conditions doivent être réalisées : d'une part
le volume assez considérable de ces végétations et la
participation de toutes les trainées lymphatiques de la
région, mais surtout l'élément nerveux. Or l'hystérie
est fréquente chez ces jeunes enfants (E. Chaumier), et
beaucoup d'adénoïdiens sont des nerveux.

LE RACHITISME

Chaumier s'est élevé contre la prétention de Pommer de Tédéchi, d'Elsasser, qui veulent établir des relations de cause à effet entre le rachitisme et le spasme de la glotte. Mais pour la plupart des auteurs français, Comby en tête, le spasme de la glotte, et les autres troubles nerveux qu'on peut observer dans le rachitisme viendraient de l'action sur le système nerveux des toxines produites dans le tube intestinal. Le docteur Edmond Chaumier, défenseur de la théorie infectieuse du rachitisme croit que le spasme de la glotte est beaucoup moins fréquent dans le rachitisme — que ne le pensent les auteurs. — Il doit d'après lui se rattacher à deux causes : les végétations adénoïdes du pharynx nasal et l'hystérie. Les végétations adénoïdes étant très fréquentes chez les rachitiques, expliquent la présence du laryngospasme chez ces derniers. Il ne croit pas contrairement à Elsasser à l'influence du craniotabes qui, d'après ses observations encore inédites, existe aussi bien chez les non rachitiques que chez les rachitiques.

Notons aussi d'une façon succincte une prédisposition anatomique spéciale à l'enfance : à savoir le plus petit volume du larynx et l'absence de glotte intercartilagineuse, et il devient plus facile de concevoir, comment, pour une même tuméfaction de la muqueuse du larynx la dyspnée dans l'enfance est nécessairement plus grande qu'à un âge avancé.

2· *Causes occasionnelles*.

Toute maladie générale et toute affection localisée à l'appareil respiratoire peut devenir, par suite de la prédisposition de l'enfant au spasme glottique, une cause occasionnelle d'un accès de faux-croup.

A. — MALADIES GÉNÉRALES

1. — La rougeole surtout, qui a pour le larynx la plus fâcheuse prédilection peut déterminer des accidents qui se montreront avant, pendant ou après l'éruption, et il semble qu'à chacune de ses périodes correspondent des formes cliniques et anatomiques différentes. Cette fréquence d'accidents laryngés au début de la rougeole et leur ressemblance avec le croup diphtérique sont telles que souvent nombre d'enfants sont ainsi envoyés au pavillon d'isolement et exposés à la contagion !

Ces faits ont été signalés il y a longtemps déjà par les auteurs.

Ainsi [l'on trouve dans la thèse de Champaignac la relation d'une épidémie observée à l'hôpital des enfants.

Les 2|3 des malades offrirent une complication d'angine laryngée très intense, soit que celle-ci parût en même temps que la rougeole, durant son cours, ou à la suite du plus léger refroidissement La gêne de la respi-

ration était extrême et approchait de la suffocation.
Parmi les enfants qui offrirent cette complication, dix
furent littéralement suffoqués du 8 au 11 juin.

A l'autopsie la membrane muqueuse du larynx était
plus ou moins épaissie, recouverte d'une mucosité puri-
forme. Pas d'ulcération ni de fausses membranes.

Déchaut (1) qui a vu une épidémie aux Enfants
Assistés, remarqua que parfois il se présente une toux
opiniâtre, sèche, avec une raucité effroyable, pouvant
être accompagnée d'une aphonie complète avec menace
de suffocation. Et il conclut en montrant que certaines
laryngites rubéoliques peuvent simuler le croup. (2)

Blanckaert (3) a vu dans le service de M. Roger des
laryngites spasmodiques survenant au cours de la
rougeole et ressemblant à s'y méprendre, aux symptômes
de la diphtérie laryngée. Il insiste sur les difficultés du
diagnostic dans certains cas.

D'après Coyne (4) apparaissent très couramment,
au début de la rougeole, des complications laryngées
qui prennent rapidement une allure redoutable chez les
très jeunes enfants. Le catarrhe peut présenter, dans
certaines circonstances, une gravité spéciale dépas-
sant les limites habituelles et menaçant l'existence des
petits malades. Il se révèle par une toux aboyante,
enrouée, par une dyspnée très vive pouvant aller jus-

(!) Thèse de Paris, 1812.

(2) *De la rougeole irrégulière et compliquée.* Thèse de
Paris, 1842.

(3) *Complications de la rougeole.* Thèse de Paris, 1865.

(4) *Gazette des hôpitaux,* 1874.

qu'à l'asphyxie. Dans sa thèse (3) l'auteur insiste sur une autre variété de laryngite ulcéreuse survenant à la fin de l'éruption et provenant soit de la nécrose des follicules clos, soit de la suppuration des glandules.

Henoch, dans ses *Leçons sur les maladies des enfants*, montre nombre de cas où la laryngite rubéolique revêt des allures qui doivent vraiment inquiéter le médecin. Dès le début de la maladie la voix et la toux révêtent un timbre rauque ; il y a même des douleurs au cou, douleurs qu'exaspèrent la déglutition et la pression dans le larynx et la trachée.

Barbier, dans la *Revue des maladies de l'enfance*, rapporte plusieurs observations où les symptômes furent assez inquiétants pour simuler le croup.

Dans le « Nouveau traité de médecine » à l'article rougeole on retrouve quelque lignes consacrées aux laryngites graves qui sont, dit l'auteur, M. L. Guinon, le plus souvent, la conséquence de lésions ulcéreuses. Somme toute, si nous voulons synthétiser les rapports qui existent entre la rougeole et le faux-croup nous dirons qu'il existe :

A) *Des laryngites précédant l'éruption.* — Ce sont en général les cas où la laryngite normale de la période catarrhale se complique subitement de dyspnée menaçante avec tirage permanent, le tout durant 24, 28 heures et cédant habituellement au moment où apparaît l'éruption.

(3) *Accidents laryngés de la rougeole.* Thèse de Paris, 1874.

B) *Des laryngites survenant au moment de l'éruption.* — Elles sont plus fréquentes que les précédentes et semblent dues, d'après Coyne, à des ulcérations sous-glottiques. Ici le diagnostic d'avec la diphtérie devient particulièrement épineux en raison de la fréquence avec laquelle la diphtérie se greffe sur le terrain rubéolique.

c) *Enfin laryngites survenant à la fin de la période éruptive ou pendant la convalescence* (1). — Elles sont encore plus souvent en rapport avec des lésions ulcéreuses sous-glottiques et, d'autre part, elles annoncent fréquemment les complications broncho-pulmonaires ; aussi ont-elles une gravité toute particulière (deux cas de guérison seulement sur les quinze rapportés par Coyne).

2. — *La variole* frappe assez souvent le larynx et peut déterminer des accidents très graves directement en rapport avec l'énanthème variolique. Les malades peuvent même, parfois, mourir complètement asphyxiés (2).

3. — *La varicelle*, en dépit de sa bénignité classique, ne laisse pas toujours le larynx indemne : il existe des observations (3) où l'énanthème varioleux localisé au larynx a déterminé soit des accès passagers de spasme

(1) BARBIER. *Détermination tardive de la rougeole sur le larynx. Revue des maladies de l'enfance*, 1886.

(2) TROUSSEAU. *Clinique médicale de l'Hôtel-Dieu*, t. 1.

(3) BOUCHERON. Thèse de Paris, 1893.

glottique, soit une sténose permanente simulant le croup.

Marfan et Hallé (1), Roger et Bayeux en ont cité des exemples où l'on dut pratiquer la trachéotomie.

4. *Fièvre typhoïde.* — Parmi les accidents dont l'ensemble est désigné sous le nom de laryngo-typhus, il en est qui peuvent nécessiter une intervention chirurgicale et qui, en quelques cas, se montrent comme symptôme initial de la fièvre typhoïde. Méry rapporte ainsi, d'après Hanshalter, une trachéotomie faite sur un enfant de dix-huit mois.

5. — *La grippe* a une tendance très marquée chez les jeunes enfants à donner de la laryngite striduleuse, et il semble qu'une de nos observations en soit un exemple bien démonstratif.

6. *Coqueluche.* — Nous ne parlons pas ici du spasme simple de la glotte qui se produit à la façon d'un accès isolé et qui n'est, somme toute, qu'une convulsion interne. Mais la laryngite, avec tirage permanent, telle que nous l'avons en vue ici, y est plutôt rare, elle existe cependant, Rilliez et Barthez l'ont signalée, et elle peut même être un mode de début anormal de la coqueluche. Un de nos cas l'établit nettement.

(1) MARFAN ET HALLÉ. *Revue mensuelle des maladies de l'enfance,* 1896.

7. *Scarlatine.* — Des accidents laryngés très graves et dus uniquement au streptocoque, peuvent se voir dans la scarlatine (Meizard) ; ils sont exceptionnels.

8. *Oreillons.* — Quoique relativement rares, on trouve pourtant des cas d'accidents laryngés au cours des oreillons (1). Pailhas cite même un cas mortel arrivé chez un enfant de onze ans.

9. *La syphilis* héréditaire peut frapper le larynx de deux façons différentes, soit :

A) Précocement (2). Sevestre a insisté sur les caractères cliniques de ces laryngites qui peuvent simuler le croup.

B) Tardivement (3). Ces mêmes accidents peuvent se voir soit chez des enfants ayant eu antérieurement des manifestations spécifiques, soit comme première manifestation. Marquis (4) rapporte un cas d'œdème de la glotte d'origine syphilitique, chez un enfant de cinq ans qui guérit après la trachéotomie.

10. *La tuberculose* pourrait créer les mêmes accidents, mais on sait combien la tuberculose laryngée est exceptionnelle chez les enfants.

(1) Du Castel. Thèse de Paris, 1879.
(2) Pilate. Thèse de Paris, 1900.
(3) Fournier.
(4) Marquis, article de l'inflammation de la glotte. *Traité des maladies de l'enfance.*

11. *La néphrite* et en particulier la néphrite scarlatineuse peut également être mise en cause; de Bary, cité par Baginsky, en rapporte neuf cas.

De ces différentes causes occasionnelles générales, nous retiendrons comme les plus fréquemment rencontrées, la rougeole sur laquelle nous avons longuement insisté, et la grippe.

B. — AFFECTIONS LOCALES

1. *La laryngite* aiguë est au premier rang et tout particulièrement la laryngite sous-glottique, sur laquelle nous aurons à revenir au chapitre de l'anatomie pathologique.

On se trouve ordinairement en présence d'une inflammation complexe rhino-laryngo-pharyngée, il y a au début un peu de coryza, d'enchifrénement; les amygdales sont légèrement gonflées, du muco-pus s'écoule sur la partie postérieure pharyngée, puis le larynx se prend et l'accès de faux-croup éclate. Ce mode de début explique la fréquence avec laquelle on met, en clientèle, le refroidissement parmi les causes banales du faux-croup.

2. — La présence d'un foyer inflammatoire voisin (abcès rétro et latéro-pharyngien, phlegmon suprahyoïdien, angine de Ludwig), présence même de corps étrangers dans le larynx (1) peut déterminer la sténose

____

(1) BONAIN. *Laryngite.*

laryngée, soit par action de la glotte, soit en éveillant le spasme glottique.

3. — La trachéo-bronchite accompagne très fréquemment le faux-croup, se traduisant par une toux quinteuse et persistante et à l'auscultation par de gros râles disséminés. Elle contribue à entretenir la fièvre dans les cas assez fréquents qui l'accompagnent de température élevée.

4. — La broncho-pneumonie peut débuter, elle aussi, par un accès de faux-croup grave. Le cas le plus connu est celui de Trousseau (1). Une petite fille qui présentait une difficulté extrême de la respiration, fut trachéotomisée par Dumontpallier ; il fut impossible d'enlever la canule, jusqu'à la mort qui survint le onzième jour ; l'autopsie montra avec un larynx relativement intact des lésions de broncho-pneumonie.

5. — La pneumonie compte également la laryngite striduleuse au nombre de ses complications anormales. C'est ainsi que dans la *Revue des maladies de l'enfance* (2), on trouve relatée l'observation d'un enfant atteint de pneumonie, puis d'un faux-croup très violent. L'auteur ajoute qu'ayant interrogé la mère, celle-ci lui raconta que l'enfant avait déjà été atteint une autre fois de pneumonie franche débutant par un accès de laryngite striduleuse. Une fois même, l'enfant avait été conduit dans un service de diphtérie.

6. — Enfin, l'adénopathie trachéo-bronchique peut se

(1) TROUSSEAU, t. 1, p. 623.
(2) BOSC, de Tours. *Revue des maladies de l'enfance*, Juin 1906.

compliquer d'accès de suffocation grave, non par
compression directe de la trachée, mais par irritation
des nerfs pneumogastriques et récurrents. Lalouet, A.
Franck, Leg, Hourmann, Rilliet et Barthez ont rapporté
des cas suivis de trachéotomie, et l'on sait d'ailleurs que
Barety, généralisant ces faits, a admis que la laryngite
striduleuse pouvait ne pas avoir d'autre cause.

ÉPIDÉMICITÉ

Un des caractères les plus curieux de l'affection qui nous occupe est une tendance marquée à évoluer sous forme de petites épidémies locales ou régionales. Notre statistique personnelle comporte, depuis un an, une trentaine de cas appartenant à Tours même, ou aux environs. Sur ce nombre, les uns sont dès le début, et restent, jusqu'à leur prompte guérison, des faux-croups bénins ; les autres, tout en étant inquiétants par la durée du tirage (certains enfants ont eu un tirage persistant de 8, 10, 15 jours même), n'aboutissent pas davantage à la période asphyxique, et guérissent spontanément, ou sous l'influence d'un traitement anodin.

Quelques-uns seulement arrivent, par augmentation progressive du tirage et de la dyspnée, à constituer les faux-croups graves, sans qu'il soit possible au début de deviner ceux qui resteront bénins, et ceux qui deviendront graves.

Les cas de Variot se rapportent également à une sorte d'épidémie qui permet d'évoquer tout au moins les curieuses coïncidences de la loi des séries. Le docteur Chaumier a observé, lui aussi, de ces cas familiaux et a vu, du reste, une véritable épidémie qui, pendant quelques mois, a sévi sur tout le département d'Indre-et-Loire.

Elle atteignait non pas seulement les adénoïdiens, mais tous les enfants. C'était une maladie spéciale, spécifique, sans aucun doute, et infectieuse, car elle se montrait très contagieuse, et lorsqu'elle fixait son entrée dans une famille ou dans une école, tous les enfants payaient leur tribut.

Les enfants étaient atteints de laryngo-trachéite, avaient la toux rauque croupale; étaient sujets à de fréquents accès de suffocation. La maladie durait de 8 à 10 jours avec ou sans traitement.

Il nous est très difficile, à l'heure actuelle, d'expliquer ce caractère épidémique, noté par plusieurs auteurs, et qui apparaît très nettement dans nos observations. Peut-être la raison de cette épidémicité doit-elle être attribuée à une influence grippale, à ces périodes de l'année où le catarrhe rhino-pharyngo-laryngé a plus de chances de se produire; si un grand nombre d'enfants font des coryzas, des angines et laryngo-trachéo-bronchites. — Alors les prédisposés (nerveux, végétations adénoïdes, adénopathiques trachéo-bronchiques), aggravent leur cas par du spasme reflexe glottique; et chez quelques-uns d'entre eux, sous l'influence d'autres prédispositions, encore mal connues, ce spasme acquiert une gravité toute particulière et va constituer les véritables cas de faux-croups graves.

CAUSES DÉTERMINANTES

ANATQMIE PATHOLOGIQUE

PATHOGÉNIE

La sténose du larynx peut être déterminée par deux causes différentes.

A. 1. — Parfois il y a obstacle mécanique, notamment par œdème de la glotte (1), il se fait une infiltration ou séreuse ou purulente de la sous-muqueuse ayant son maximum là où le tissu conjonctif est le plus abondant : replis aryténo-épiglottiques, bandes ventriculaires, face antérieure de l'épiglotte. Quant l'œdème est purulent, il peut y avoir des lésions très graves (chrondrites, périchrondrites, abcès laryngiens et périlaryngiens), ces faits sont exceptionnels dans l'enfance.

2. — Mais en dehors des cordes vocales, peut-il se produire, au niveau du larynx, un obstacle suffisant pour donner de la dyspnée par simple trouble mécanique ? La question paraît résolue en partie à la suite des travaux de P. Koch de Luxembourg, de Masséi,

(1) BAR. *De la laryngite œdémateuse chez l'enfant.* Archives de laryngologie, 1896.

Landgroff, Moldenhain, Delin, Rauchfuss, Krieg, Ruault, Castex qui ont consacré d'intéressantes monographies à l'étude de la laryngite sous-glottique. Il semble que cette région chez l'enfant, soit particulièrement prédisposée à être le siège de subits gonflements hyperhémiques et Ruault dans le *Traité de Médecine* s'exprime ainsi : « Lorsque l'examen laryngoscopique est possible, il faut reconnaître, indépendamment d'une hyperhémie diffuse du vestibule laryngien, l'existence d'une tuméfaction plus ou moins marquée de la muqueuse de la région sous-glottique ; les cordes vocales inférieures, rosées ou rouges, mais non tuméfiées, sont doublées, sur toute leur longueur, d'un bourrelet fusiforme rouge et tendu qui fait saillie en dedans de leur bord libre. Ce bourrelet disparaît, recouvert par les vraies cordes, pendant la phonation ; mais pendant l'inspiration il est nettement visible et, de ses dimensions plus ou moins accentuées dépend le degré de la sténose laryngée. L'existence et le siège de cette tuméfaction qui a été constatée au laryngoscope par Masséï, Landgrof, Maldenhain, Krieg et autres et que j'ai eu moi-même l'occasion d'observer récemment sur un enfant de six ans atteint de laryngite striduleuse, expliquent bien le faible degré de l'altération de la voix et la persistance de la sonorité de la toux dans cette affection. »

Ils rendent également compte de la difficulté qu'éprouve le sujet à respirer, pour peu qu'il s'agite un peu au lieu de garder le repos. Et ajoutons, quitte à y revenir, que ces lésions expliquent très vraisemblablement les difficultés toutes particulières qu'on rencontre au moment du tubage dans cette forme de faux-croup.

B) Mais il est un troisième élément que nous devons signaler : l'irritation de la muqueuse dont l'excitabilité est alors exquise. L'air respiré peut devenir, pour la membrane enflammée, une cause d'hyperesthésie qui, par réflexe, amène un spasme de la glotte ; spasme dont les auteurs modernes conçoivent ainsi le mécanisme :

1. *Point de départ du réflexe.* — Les expériences de Langlois et Kervily (1) ont montré que l'excitation de la muqueuse de la région sous-glottique du larynx et tout particulièrement la paroi postérieure de cette région donnait la toux spasmodique et que si l'excitation était prolongée, on obtenait l'occlusion tétanique de la glotte.

Or l'excitation de cette région tussigène spasmodique tantôt est réalisée par des lésions véritables (hyperhémie et ulcérations de la rougeole, de la variole, de la fièvre typhoïde) tantôt par la simple irritation d'une muqueuse hyperexcitable (passage de l'air inspiré, mucosités venant du rhino-pharynx, etc....)

Quoiqu'il en soit, ce sont les nerfs de cette région, c'est-à-dire les laryngés supérieurs qui sont la voie centripète la plus fréquente du réflexe.

2. La transmission de cette voie d'apport sensitive aux filets moteurs se fait vraisemblablement au niveau du bulbe, par l'intermédiaire des fibres d'association du noyau pneumogastrique, au moyen du spinal et du phrénique.

(1) DE KERVILY. *Contribution à l'étude de la toux dans la coqueluche.* Thèse de Paris, 1884.

3. Et la répartition motrice se fait à la fois :

A) *Par le spinal,* dont la branche interne va constituer la majeure partie du nerf récurrent, lequel se distribue à des muscles qui tous, à l'exception du crico-aryténoïdien postérieur, sont constricteurs de la glotte.

B) *Par le phrénique,* de là la contraction synergique du diaphragme et de tous les muscles respiratoires, tandis en effet qu'à l'état normal, la contraction du diaphragme coïncide avec la dilatation de la glotte, dans les laryngites spasmodiques, il y a à la fois resserrement plus ou moins marqué de la glotte avec constriction énergique du diaphragme ; c'est cet ensemble qui détermine le tirage et qui porte le nom de spasme phréno-glottique.

Ces notions physiologiques nous expliquent en même temps pourquoi la voix et la toux restent relativement indemnes dans le faux-croup et pourquoi aussi cette intégrité relative ou absolue n'a aucune valeur pronostique.

BACTÉRIOLOGIE

L'examen du mucus pharyngé, dans les cas de faux croup, donne des résultats variables ; il arrive parfois que les cultures sont négatives.

Observation I. — THÈSE DE HELLER. 1905. (Résumé)

« La nommée Thérèse F..., âgée de vingt-six mois, entre à l'hôpital le 8 janvier 1905 pour quintes de toux coqueluchoïdes.

« La veille au soir, elle fut prise tout à coup de toux et de dyspnée avec tirage, la voix s'éteint. En présence de ces symptômes alarmants l'enfant fut conduite à l'hôpital. On lui fit immédiatement une injection de sérum.

« L'examen de la gorge fit apercevoir des amygdales un peu rouges et hypertrophiées avec de l'enduit pultacé sur le pharynx. On prélève une culture qui demeure négative.

« L'examen laryngoscopique fait constater l'absence de fausses membranes ; la petite malade fut tubée et cinq jours après elle quittait l'hôpital guérie. »

Mais le plus souvent les cultures sont positives et on trouve les agents infectieux ordinaires tels que staphylocoques purs.

Dans l'« *American Journal of the medical Sciences* » nous trouvons le résultat suivant d'examens bactériologiques de faux-croups graves.

« L'étude des mucosités prises dans la gorge et les voies respiratoires, avant et après l'observation, montre la présence exclusive de staphylocoques. Leur virulence était telle, qu'injectés sous la peau des souris ils tuaient les animaux dans l'espace de 12 à 18 heures. Des trois enfants observés, deux ont succombé. L'autopsie montra, chez les deux, une muqueuse du larynx infiltrée de petites cellules présentant, par places, des ulcérations superficielles recouvertes de staphylocoques qu'on retrouvait même dans le tissu conjonctif de la sous-muqueuse et des muscles sous-jacents. »

Enfin, on peut rencontrer aussi le streptocoque isolé, mais le plus souvent c'est à une association staphylo-streptococcique que nous avons affaire :

Observation II. — HELLER. (Résumé).

« La nommée Marie P..., âgée de 4 ans et demi, entre à l'hôpital le 29 décembre 1904 pour toux, tirage, dyspnée. Elle a une température de 38°5. Aussitôt après son entrée il lui est fait une injection de sérum de Roux.

« Le lendemain un examen attentif de la gorge fait apercevoir sur les amygdales et la luette des fausses membranes et des mucosités abondantes.

« Une culture donne du streptocoque et du staphylocoque. La dyspnée continuant, l'enfant fut tubée.

« La malade quitte l'hôpital guérie, le 4 janvier. »

Observation III. — Loc. cit. (Résumée)

« Bertrand E..., âgé de trois ans, entre à l'hôpital le 4 novembre pour toux, raucité de la voix, phénomènes d'asphyxie au cours d'une rougeole.

« Le laryngoscope ne permet de constater qu'un simple état catarrhal du larynx ; absence complète de fausses membranes.

« L'examen bactériologique d'un frottis d'amygdale ne donne que du staphylocoque et du streptocoque. La maladie évolue vers la guérison sans intervention.

« Enfin, il existe des cas vraiment embarrassants, ce sont ceux où l'examen révélerait la présence du Lôffler court (associé ou non au coccus Brisou). Mais Variot dit à ce sujet : « La signification du Lôffler court, dans le pharynx, qui est absolument douteuse pour le cas d'angine, ne l'est pas moins dans les laryngites suffo· cantes. »

Nous n'attachons pas, d'ailleurs, personnellement une grande importance à ces recherches bactériologiques, car on connaît aujourd'hui les angines à fausses membranes non diphtériques et surtout les cas où l'examen d'une angine simplement rouge, sans exsudat, révèle la présence du Lôffler (diphtéries bactériologiques). Et nous croyons pouvoir éliminer la diphtérie, en présence d'une laryngite grave, quand il n'y a de fausses membranes, ni dans la gorge, ni dans le larynx, quand il n'existe aucun engorgement ganglionnaire du cou, et quand surtout le sérum de Roux, injecté même à hautes doses, ne produit aucun résultat sur cette dyspnée.

DESCRIPTION CLINIQUE

Nos observations et celles que nous avons trouvées dans la littérature médicale concordent pour attribuer un début brusque au faux-croup. C'est généralement au milieu d'une santé en apparence parfaite qu'un enfant, de deux à cinq ans, mis au lit bien portant, est pris tout à coup, au milieu de la nuit, d'un accès d'oppression. Il se réveille en sursaut, en proie à une angoisse et à une oppression extrèmes. Sa toux est rauque, fréquente, mais forte et bruyante ; la respiration est gênée d'une façon considérable, haletante, entrecoupée, accompagnée pendant l'inspiration, d'un bruit aigu, d'un sifflement laryngé strident, véritable bruit de scie.

La voix est atténuée, presque éteinte, et en même temps elle aussi, est rauque, enrouée, mais elle ne disparaît jamais aussi complètement que dans le croup diphtérique.

De plus, le visage est congestionné, les yeux expriment une profonde terreur. Et les symptômes, au lieu de s'amender, ne font que s'aggraver, car, à l'accès de suffocation primitif, succède, d'une façon constante, un tirage permanent et régulier.

Mais si le début nocturne est le plus fréquent il n'en est pas toujours ainsi et souvent l'accès de faux-croup débute au milieu de la journée, surprenant l'enfant même dans ses jeux.

En interrogeant avec soin les parents, on apprend alors que l'enfant a « couvé quelque chose » depuis plusieurs jours ; il a eu un peu d'enchifrènement, de coryza, un malaise général, une fièvre nocturne, mais tout cela, traduction le plus souvent, de l'habituelle poussée adénoïdienne, est tellement familier aux parents qu'il n'y ont point prêté une attention particulière.

Mais que le début soit nocturne ou diurne les phénomènes alarmants arrivent d'emblée à leur maximum d'intensité ; la dyspnée qui s'établit d'une façon permanente, continue après l'accès de suffocation du début qui ne manque jamais.

En présence d'un tel syndrôme : dyspnée laryngée, toux rauque et voilée, tirage permanent, le médecin a déjà pensé à la diphtérie : il se met en devoir de pratiquer aussitôt l'examen de la gorge, mais au lieu de découvrir d'emblée ces grosses membranes grisâtres de la diphtérie maligne, il se trouve en présence d'un simple état hyperhémique des amygdales et du pharynx qui présentent çà et là quelques plaques isolées d'angine pultacée : les ganglions sous-angulo-maxillaires sont également pris mais d'une façon bénigne ne rappelant en rien ces groupements proconsulaires des diphtéries graves. La langue est saburrale et la cuiller qui la déprime fait descendre sur la paroi postérieure du pharynx un gros crachat purulent, témoin de l'infection adénoïdienne concomitante.

Dès ce moment, l'affection suit une marche très différente suivant les cas ; tantôt, et le plus souvent sous l'influence d'un traitement bien compris, cette suffocation s'apaise, l'enfant, tout en gardant son tirage et son sifflement laryngé, reçoit assez d'air pour que toute menace d'asphyxie soit écartée : c'est la laryngite striduleuse banale.

D'autrefois, sans que l'asphyxie se produise, on ne constate aucune amélioration du petit malade, le tirage persiste pendant 2, 3, 6 et 8 jours, parfois même 15 jours. On se tient prêt à une intervention opportune, mais l'enfant reste calme, ne paraît pas trop souffrir de sa dyspnée, son cœur ne faiblit pas et il finit par guérir ; dans ces cas-là il a suffi d'attendre pour obtenir une guérison radicale. Mais ce tableau heureux a sa contre-partie, et dans les cas qui font l'objet de cette thèse, on voit les enfants arriver très promptement à un degré d'asphyxie qui est bien en rapport avec un spasme violent de la glotte ; leur larynx est comme affolé, la dyspnée augmente avec une rapidité telle que la mort est l'issue habituelle si l'on n'intervient pas par le tubage ou la trachéotomie. C'est dans ces formes qu'on voit l'enfant, comme dans la période asphyxique du croup diphtérique, agité, nerveux, quittant son berceau, jetant les bras de côté et d'autres, se réfugiant près de sa mère, tous symptômes qui sont toujours un signe prodromique grave en même temps qu'une indication opératoire très précise.

L'auscultation qui doit toujours être pratiquée afin de faire, dès ce moment, l'inventaire des complications broncho-pulmonaires et prévenir la famille du danger, ne révèle, le plus souvent, qu'un énorme bruit couvrant tout le murmure vésiculaire et qui n'est que la transmission bronchique du sifflement laryngé.

La fièvre est variable comme intensité, parfois, ainsi que le montrent mes observations, il y a apyrexie complète. Le plus souvent, pourtant, la température s'élève à 38 ou 39°; quelquefois le thermomètre monte jusqu'à 40°.

C'est alors que l'intervention rend, en quelques secondes, à sa famille, un enfant souriant et guéri, mais si l'on hésite tant soit peu on assiste à la dernière phase des sténoses laryngées : l'enfant est pâle et violacé, il se fait de l'incontinence d'urine et de matière, le pouls devient imperceptible, la respiration s'atténue et l'enfant meurt asphyxié.

Le plus généralement on ne relève pas de complications pulmonaires; pourtant Trousseau, dans ses cliniques médicales de l'Hôtel-Dieu, insiste sur la fréquence de la broncho-pneumonie qui, dit-il, pardonne rarement. Touchard, dans sa thèse, rapporte également trois cas, suivis de cette redoutable complication qui, pourtant, a évolué heureusement.

Dauchey, Hutinel et Cadet de Gassicourt rapportent également des faits semblables. Mais le plus souvent l'inflammation catarrhale de l'arbre respiratoire se borne à un simple rhume avec des signes de bronchite généralisée; quelquefois aussi le larynx ne reprend pas complètement ses fonctions, la toux et l'enrouement persistent pendant plusieurs jours.

Beaucoup plus rares sont les convulsions toniques et chroniques accompagnant l'accès ; nous ne les avons pas rencontrées ; par contre, Variot les a constatées deux fois.

Ajoutons, comme complication exceptionnelle, le cas de Cadet de Gassicourt (1). Il s'agit d'un cas de faux-croup grave avec tirage permanent, mais les efforts de la respiration avaient été si violents qu'il se produisit un emphysème sous-cutané à la base du cou dans tout l'intervalle limité par le bord antérieur des deux muscles sterno cléido-mastoïdiens et sur les deux tiers supérieurs de la paroi thoracique.

(1) *Revue des maladies de l'enfance*, 1887.

DIAGNOSTIC DIFFÉRENTIEL

. A un premier examen, le diagnostic causal présente
toujours de grandes difficultés : tantôt, en effet, le médecin appelé d'urgence se trouve en présence d'un
enfant asphyxiant et il doit intervenir de suite, remet-
tant à plus tard le soin d'éclairer la pathogénie de ces
accidents. Il nous est ainsi arrivé d'aider à opérer des
enfants amenés agonisants à l'hôpital et chez lesquels
le diagnostic de faux-croup ne fut posé avec certitude
que les jours suivants.

Ou bien le petit malade ne présente encore qu'un
tirage modéré et le diagnostic est à faire d'avec toutes
les dyspnées d'origine laryngée.

A). *Croup diphtérique.* — C'est là le point capital
à établir ; on le résout, en pratique, en faisant toujours,
dans ces cas, une injection de sérum de Roux. On se
met ainsi, vis à vis la famille, en position de défense
professionnelle, car cette notion de faux-croup grave
est encore trop peu répandue dans le public pour que,
en cas d'accident, l'abstention ne soit pas reprochée au
médecin comme une négligence grave et une faute. On
se mettra de même, par cette injection, à l'abri du
danger d'un croup d'emblée, encore que la notion de
ce croup d'emblée nous paraisse assez problématique :
il est possible, que sous ce nom, on ait rangé des cas
analogues à ceux que nous décrivons.

Enfin, il n'est pas démontré que le sérum de Roux n'ait pas une heureuse influence sur toute adénoïdité ou angine, même non diphtérique, comme il résulte des observations de Rodiez, Mongourd, Michu (1).

1. *Si l'examen de la gorge* ne présente que quelques points blancs isolés, toutes les chances sont en faveur du faux-croup. S'il y a une fausse membrane bien nettement formée on doit cliniquement admettre qu'il s'agit de diphtérie (Marfan), encore que toute fausse membrane ne soit pas due au seul bacille de Lœffler.

2. *L'examen bactériologique* fait extemporanément sur lamelle et surtout l'examen d'une culture sur sérum permettent d'affirmer la nature de l'affection. Faisons seulement remarquer que, au point de vue pratique, ces recherches ont beaucoup perdu de leur intérêt ; on ne saurait, en effet, attendre le résultat de semblables examens avant d'agir, car à tout enfant suspect, il faut le plus tôt possible injecter une dose moyenne de sérum.

3. La marche de l'affection et ses principaux symptômes facilitent grandement le diagnostic, et ici nous ne pouvons mieux faire que de reproduire un chapitre inédit de Bretonneau que nous devons à l'obligeance du docteur Dubreuil-Chambardel et qui a conservé toute sa valeur clinique :

(1) Ces injections, qu'il est toujours prudent de pratiquer, serviront elles-mêmes à établir la réalité du faux-croup : des enfants injectés et réinjectés avec des doses fortes présentent encore du tirage 8, 10, 15 jours après ces injections.

ANGINE STRIDULEUSE

L'angine striduleuse ou pseudo croup est une affection primitive du larynx.

L'invasion de l'angine striduleuse est vive et soudaine.

La déglutition n'est pas douloureuse, elle n'est pas même gênée.

Le rythme de la circulation est à peine altéré pendant tout le cours de la maladie.

Une inflammation catarrhale occupe l'entrée du larynx et tuméfie les bords de la glotte.

ANGINE DIPHTÉRITIQUE

Le croup diphtérique dans la très grande majorité des cas est la conséquence et l'extension d'un état morbide déjà existant, un degré avancé et non une complication de l'angine maligne.

L'invasion du croup diphtérique est lente et progressive.

La déglutition est gênée et souvent douloureuse.

La circulation, d'abord accélérée, se ralentit jusqu'à ce qu'elle acquiert une extrême fréquence, par les progrès de l'asphyxie.

Une inflammation couenneuse qui a pris naissance sur l'une des tonsilles s'est propagée vers les narines, les trompes d'Eustache et les canaux aérifères. Il arrive quelquefois que l'inflammation diphtéritique se propage des gencives et des narines, des conduits auditifs dans le pharynx.

Les tonsilles, le voile du palais et la luette ne s'éloignent en rien de l'état sain.

Une excrétion muqueuse indique que le mouvement fluxionnaire se ralentit, s'arrête, et qu'enfin la congestion inflammatoire se dissipe. Ce changement favorable s'opère du second au troisième jour lorsque le mal est borné à la glotte et au larynx.

Si l'inflammation s'étend dans la trachée, l'excression muqueuse devient plus abondante ; mais dès que la glotte laisse un passage plus libre à l'air, le son de la voix et celui de la toux reviennent à leur timbre ordinaire ; l'angine striduleuse ne se distingue plus alors d'un simple catarrhe.

Lorsque l'inflammation devient en même temps plus

Des concrétions fibrineuses plus ou moins consistantes, juxtaposées, lichénoïdes, caduques, élastiques, blanches, fauves ou grises peuvent être aperçues sur une plus ou moins grande étendue des parois du pharynx.

La phlegmasie spécifique acquiert une sorte de ténacité et devient de plus en plus susceptible de résister aux moyens qui, dans le principe de son développement, peuvent lui être opposés avec le plus d'efficacité.

C'est ordinairement du 3e au 10e jour que l'angine maligne abandonnée à elle-même se termine d'une manière funeste.

Lors même que l'inflammation diphtéritique a été modifiée par une médication convenable, elle peut encore repulluler, et se communiquer aux surfaces saines par le contact du liquide qui s'échappe de tous les points où l'inflammation spéciale n'a pas été atteinte ou changée de nature.

intense et plus étendue, la maladie prend les caractères de l'affection que j'ai décrite sous le nom de trachéite.

Une douleur vive augmentée par la pression se fait sentir à la hauteur du larynx et de la trachée, la fièvre est forte et continue, la dyspnée se prolonge, s'aggrave et peut devenir mortelle.

Aucun gonflement douloureux des ganglions lymphatiques du cou n'accompagne l'inflammation catarrhale de la glotte et des canaux aérifères.

Un gonflement douloureux des ganglions lymphatiques cervicaux plus ou moins prononcé et qui s'étend au tissu cellulaire dont ils sont entourés accompagne l'iuflammation diphtéritique du pharynx et des canaux aérifères.

L'haleine des sujets affectés d'angine striduleuse n'acquiert jamais l'odeur de la gangrène.

L'haleine des sujets affectés d'angine maligne est quelquefois d'une fétidité repoussante.

L'angine striduleuse n'est pas transmise par contagion. Développée sous l'influence de causes moins identiques, qui agissent moins uniformément, elle présente plus de diversité dans ses degrés que l'angine diphtéritique ; c'est une maladie plus individuelle. Aussi, depuis la

L'angine maligne est contagieuse. Développée sous l'influence d'un agent reproducteur dont les effets sont à peine modifiés par la puissance plus ou moins énergique de la vie, cette maladie conserve en se transmettant d'un individu à un autre une grande somme de caractères toux rauque qui accompagne quelquefois le travail de la dentition jusqu'à la toux catarrhale la plus croupale, rencontre-t-on une foule de nuances intermédiaires.

commune, ou plutôt on peut dire avec vérité que la cause qui donne naissance aux phénomènes morbides agit avec une si constante uniformité que tous les avantages de l'âge réunis à ceux d'une constitution saine apapportent à peine quelque retard soit dans les progrès, soit dans les funestes conséquences de l'angine diphtériitque. C'est une maladie spécifique.

Les enfants qui ont été affectés d'angine striduleuse sont sujets à éprouver des récidives de cette maladie.

L'inflammation diphtéritique qui se perpétue indéfiniment, qui peut encore acquérir de l'extension après quelques semaines de durée, est-elle susceptible de se développer plusieurs fois sur le même sujet? Je ne connais aucun exemple d'une semblable récidive.

L'angine striduleuse est particulière à l'enfance.

Les enfants contractent l'angine diphtéritique plus facilement que les adultes, qui ne sont cependant pas à l'abri de ses atteintes.

B) *Abcès retro-pharyngiens.* — Les abcès rétro-pharyngiens ont parfois un diagnostic assez délicat. Habituellement, cependant, l'on observe une vive douleur occasionnée par les mouvements de la tête et du cou et une tuméfaction de la région cervicale ; mais, dans quelques cas, le toucher pharyngien, qu'il ne faut jamais négliger de pratiquer quand la cause de la dyspnée laryngée demeure obscure, fera le diagnostic en montrant un empâtement de la région pharyngienne. Le toucher digital reste donc le meilleur instrument de diagnostic.

c) *Corps étrangers. — Végétations adénoïdes.* — Les corps étrangers et les végétations donneront rarement un tirage aussi prolongé. C'est l'anamnèse qui révélera le plus souvent la sténose due à la présence d'un corps étranger. Le plus souvent, les choses se passent ainsi : l'enfant, très bien portant, s'amuse avec des menus objets, tout d'un coup il a un fort accès de toux, la respiration devient difficile.

Les végétations adénoïdes ont une évolution lente, l'examen laryngoscopique en tout cas décelera l'obstacle.

d) *Adénopathie trachéo-bronchique.* — Cette lésion peut donner des symptômes absolument comparables au faux-croup vrai, et qui reconnaissent d'ailleurs la même cause, le spasme glottique ; il est déterminé, ici, par la compression du récurrent, compression qui est restée longtemps silencieuse jusqu'au jour où sous l'influence d'une poussée congestive, elle se traduit par le spasme de la glotte. Tantôt, cet orage se calme promptement, à la façon d'une simple laryngite striduleuse, et ces enfants adénopathiques font ainsi des faux-croups bénins à répétition, de là, la nécessité d'examiner avec autant de soin

le médiastin que le cavum rétro-pharyngien de tout
enfant atteint de faux-croup, mais quelquefois les accidents vont jusqu'à la suffocation, et l'on doit alors
intervenir par le tubage ou la trachéotomie ; cette opération donne à la poussée congestive le temps de se
calmer, et l'enfant guérit de son spasme tout en gardant son adénopathie. Tantôt enfin, malgré l'opération,
l'enfant succombe à des troubles cardiaques, et l'autopsie,
en découvrant d'énormes ganglions qui compriment le
pneumogastrique montre que l'intervention n'a pu sou-
lager qu'un symptôme (1).

Le plus souvent, le diagnostic n'est pas fait au cours
de ces accidents dramatiques qui traduisent la poussée
congestive ganglionnaire, mais les jours suivants, un
examen attentif du thorax mettra parfois sur la voie de
cette adénopathie. Il ne faut pas s'attendre à trouver
cette matité rétro-sternale et juxta-vertébrale signalée
par les classiques, ce sera plutôt un énorme souffle
tubaire couvrant tout le sommet de la poitrine et qu'on
prendrait aisément pour un souffle pneumonique. Le
lendemain et le surlendemain son intensité diminue, il
redevient un simple souffle léger de compression médias-
tine ; en outre, si l'on fait parler l'enfant on entend, en
arrière, au niveau de la première vertèbre cervicale et
de la première dorsale, la pectoriloquie aphone. L'examen

(1) APERT raconte le fait suivant :

« Un enfant présente de la dyspnée progressive avec tirage.
En 48 heures cette dyspnée aboutit à la mort malgré le tubage
et la trachéotomie. L'autopsie montre un gros kyste suppuré,
tuberculeux, ayant englobé le nerf pneumogastrique droit sté-
nosant la trachée et comprimant les gros vaisseaux du cou. »

radioscopiqne pourra compléter ce diagnostic qui mérite toute l'attention du praticien, car il importe que de tels enfants soient immédiatement placés à la campagne et à l'abri de toute infection tuberculeuse pour retarder ou empêcher la dissémination des bacilles qui sommeillent encore dans leurs ganglions médiastinaux.

E) *Syphilis*. — Les manifestations graves de la syphilis laryngée héréditaire sont assez rares ; pourtant il arrive de constater, chez les petits syphilitiques, des attaques de dyspnée pouvant aller jusqu'à l'orthopnée ; lorsqu'ils coïncident avec les altérations de la voix, de la toux, des troubles de la respiration, on peut croire qu'il s'agit d'un faux-croup.

Dans les cliniques infantiles de Sevestre, il est rapporté, à ce sujet, plusieurs observations personnelles, ainsi qu'une due à Archambault, et une autre à Dieulafoy. C'est surtout dans les quinze à dix-huit premiers mois de la vie que la syphilis héréditaire frappe le larynx. De plus, il sera facile de découvrir, soit dans les antécédents héréditaires, soit dans l'état actuel, quelques signes : éruptions, coryza, fissures labiales, pemphigus qui feront songer à la spécificité.

F) *Œdème de la glotte*. — Les troubles provoqués par l'œdème de la glotte se distinguent aisément de ceux d'un faux-croup. Ils sont, en général, précédés par les signes d'une affection chronique du larynx ou succèdent à une brûlure de cet organe. Quelquefois, ils coïncident avec un anasarque généralisé. Enfin, ils s'accompagnent toujours d'une tuméfaction des cordes vocales facile à constater par le toucher; ajoutons que cette affection est exceptionnelle dans le jeune âge.

G) *Polypes du larynx.* — Il est rare qu'un polype du larynx se révèle subitement par un accès de suffocation. Ce développement est généralement progressif et la dyspnée qui grandit parallèlement permet de soupçonner son existence. Il n'en est pourtant pas toujours ainsi : Touchard rapporte dans sa thèse le cas d'un enfant qui fut conduit deux fois à l'hôpital Trousseau, et deux fois trachéotomisé au pavillon de diphtérie; à sa mort, causée plus tard par une broncho-pneumonie, on constata sur les cordes vocales l'existence de végétations polymorphes.

PRONOSTIC

En présence d'un enfant qui commence à tirer, il est très difficile d'établir un pronostic, car le médecin n'a aucun élément pour apprécier la bénignité ou la gravité ultérieure de ce tirage. Un pronostic d'ensemble peut cependant être porté d'après les éléments suivants :

1) *Agitation de l'enfant.* — Nous estimons qu'un enfant qui s'agite, qui devient inquiet, qui n'a pas un moment de repos, doit être surveillé de très prés, car ce sont souvent là des signes avant-coureurs de la période asphyxique.

2) *D'après les lésions.* — Les plus graves sont ceux qui sont liés aux ulcérations laryngées et à l'œdème, ces affections pouvant déjà, par elles-mèmes, déterminer de redoutables complications.

3) *D'après les associations morbides.* — La plus redoutable, en la circonstance, est la broncho-pneumonie qui peut tuer l'enfant pour son propre compte, en dépit de toute intervention laryngée.

4) Enfin et surtout, d'après l'opportunité de l'intervention, question que nous traiterons plus en détail au chapitre du traitement. Quant à poser un pronostic d'ensemble sur l'affection qui nous occupe, il est à peu près impossible de le faire, les cas de gravité moyenne et n'ayant pas nécessité d'intervention, n'étant pas en général publiés.

Ajoutons qu'un fait pourtant domine tout le pronostic : c'est qu'il s'agit là, le plus souvent, d'une affection localisée, sans phénomènes d'intoxication générale ; une fois tubés ou trachéotomisés, ces enfants sont pour ainsi dire guéris, on peut les rendre quelques jours plus tard à leur famille, sans avoir à redouter les multiples complications des convalescences diphtériques.

DEUXIÈME PARTIE

TRAITEMENTT

(A). *Médical.*

En présence d'un enfant qui a un tirage permanent accentué — le premier soin du médecin doit être de pratiquer une injection de sérum antidiphtérique. En raison de l'incertitude du diagnostic — dans bien des cas, et de l'innocuité absolue de ces injections — nous croyons qu'il y a tout intérêt à le faire, pour le petit malade et pour le médecin traitant : celui-ci sera en effet volontiers accusé de négligence grave si des complications surviennent — et on ne manquera pas d'imputer celles-ci à ce fait que l'enfant peut nécessiter d'un moment à l'autre une intervention sérieuse. Tout enfant *en état de tirage doit être surveillé jour et nuit d'une façon constante.*

Quant au traitement proprement dit — il comprend plusieurs méthodes classiques, mais d'une efficacité douteuse : les compresses chaudes au-devant du cou sont employées fréquemment, elles tiennent mal d'habi-

tude autour des cous gras et courts des petits enfants.
— Les médicaments calmants sont utilisés : nous avons
employé successivement le chloral, le bromure, l'anti-
pyrine, — le chlorure de calcium préconisé par Netter
dans toutes les affections spasmodiques de l'enfance,
etc..., sans succès. — Variot recommande la codéine
(1 centigramme par 24 heures chez les enfants au-
dessous d'un an — 2 centigrammes chez les enfants de
3 ans et au-dessus. —) Au moins pour satisfaire la
famille par l'administration d'une potion — on pourra
prescrire la potion de Marfan.

Bromure de potassium...... 5 gr.	Sirop de fleurs d'oranger... 50 gr.
Antipyrine... .... 10 gr.	Eau distillée, q. s. pour.... 150 gr.

2 à 6 cuillerées à café par jour.

De préférence à ces moyens nous préconisons dans
le faux-croup grave deux méthodes faciles à employer
dans n'importe quel milieu et dont nous avons fait et
vu faire des applications nombreuses autant qu'heu-
reuses :

1) *Les enveloppements humides du thorax* — avec
épaulières, de façon à ce que toute la base du cou soit
également enveloppée. — Si l'enfant a 39° — cet enveloppement sera fait froid (18°) : au-dessous de 39° ou
s'il n'a pas de température — on emploiera l'enveloppement tiède. — Ces compresses tièdes ou froides
seront laissées une heure en place, elles seront renou-
velées aussi souvent qu'on le jugera utile : elles ont
une action très nette sur la dyspnée et surtout sur
l'agitation. — Les enfants s'endorment volontiers dans

leurs enveloppements — quelques-uns en éprouvent un tel soulagement qu'ils les réclament d'eux-mêmes.

2°) Le séjour dans une chambre chargée de vapeurs humides a une importance capitale, bien connue aujourd'hui — dans le traitement des dyspnées laryngées.

On le réalise en plaçant l'enfant dans une chambre petite — ou à défaut en tendant un drap au dessus de son lit ; sous cette tente improvisée on maintiendra en permanence une ou deux bouilloires sur des lampes à alcool : l'air que respire l'enfant est ainsi promptement saturé de vapeurs d'eau — et ces vapeurs humides ont l'effet le plus heureux et souvent le plus rapide sur le spasme glottique. — On peut ajouter des substances médicamenteuses (créosote, feuilles d'eucalyptus, teinture de benjoin, etc...) à l'eau en ébullition.

Dans le numéro de mai 1908 des *Archives générales de Médecine*, Lesage et son interne Cléré ont ajouté au traitement médical l'emploi de la morphine.

Aux enfants atteints du vrai ou du faux-croup, ils injectent les doses suivantes :

Première année : 1/3 de centimètre cube de la solution au centième de chlorhydrate de morphine.

Deuxième année : 1/2 centimètre cube.

Troisième année : 2/3 de centimètre cube.

Au-dessus de la troisième année : 1 centimètre cube.

Grâce à ces injections, toujours bien supportées, le tirage diminue, le spasme se supprime presque constamment et nombre d'interventions sont supprimées.

Ausset, de Lille, dans la *Pédiatrie pratique*, relate deux observations de faux-croup grave où, grâce à la morphine, le tubage fut rendu inutile. Il est donc à souhaiter que ce procédé simple et pratique de calmer les spasmes laryngés soit de plus en plus connu et utilisé.

Nous arrivons maintenant à la seconde partie :

Traitement Opératoire

1) *A quel moment faut-il intervenir ?* — Il est des cas malheureusement non douteux — où l'on est appelé près d'un enfant en état asphyxique — et où la discussion ne se pose pas. — En dehors de ces cas, la décision à prendre est toujours très délicate : elle doit varier suivant la clientèle d'hôpital, de ville ou de campagne, — les ressources opératoires dont le médecin dispose, — et en un mot suivant chaque cas observé. — Aussi est-il impossible de formuler une règle générale : nous dirons cependant qu'en présence d'un tirage accentué — si l'on a la ressource de pouvoir tuber — on le fera le plus tôt possible — la plus grande difficulté et le plus grand danger du tubage étant de le pratiquer à la période asphyxique. — Si l'on doit employer la trachéotomie, — on ne *doit pas quitter* l'enfant tant que sa dyspnée n'est pas calmée — et l'on se tiendra prêt à intervenir aux premiers signes de la période asphyxique.

2) *Quel procédé choisir ?* — Tubage ou trachéotomie ? La question nous semble devoir être résolue de la façon suivante :

A l'hôpital — parfois en clientèle de ville — le tubage doit être au moins essayé, — et encore avec les réserves qu'on trouvera exposées plus loin.

En clientèle de campagne il n'y a pas à hésiter, c'est la trachéotomie qui doit être employée.

En dehors même de la difficulté habituelle que le tubage présente pour les médecins, — qui n'en ont pas la pratique courante, — il a de plus ici deux inconvénients sérieux :

1) Un enfant tubé en effet ne doit pas être quitté un seul instant : or tout le monde est d'accord pour reconnaître que dans le cas de laryngite striduleuse grave, — le tube doit être conservé plus longtemps (1) que dans la diphtérie laryngée — 5, *6, 7 jours et plus* — il est également rejeté plus facilement, et chaque détubage accidentel peut être suivi d'un accès de suffocation mortel. — C'est donc l'immobilisation forcée d'un médecin pendant une semaine environ auprès d'un enfant.

2) La présence d'un tube dans le larynx et particulièrement d'un tube long — venant continuellement irriter la muqueuse sous-glottique — point de départ du réflexe — ne fait qu'augmenter les lésions de cette région (2), — et par suite entretenir le spasme. —

(1) Ce serait en effet une erreur anatomique de croire que le tube peut faire cesser le spasme par dilatation progressive — à la façon d'un dilatateur de sphincter ordinaire. — La plupart des muscles dont l'action synergique réalise la fermeture de la glotte — sont situés à l'extérieur du squelette cartilagineux (VARIOT).

(2) On connaît aujourd'hui la fréquence et la gravité de certaines laryngites traumatiques consécutives au tubage, — et dont quelques-unes se terminent par un rétrécissement cicatriciel.

C'est la raison qui a fait préférer la trachéotomie au tubage à nombre d'opérateurs dans le traitement des laryngites graves de la rougeole.

La trachéotomie a l'avantage au contraire de mettre très nettement au repos la glotte et la région hypoglottique, et de fait le spasme cède en général beaucoup plus vite après la trachéotomie qu'après le tubage. — Elle ne nécessite pas en outre une surveillance continuelle — car même dans les cas exceptionnels où l'enfant se décanule — une personne de l'entourage, avec un peu de sang-froid peut toujours replacer la canule. — Et enfin, elle a l'immense avantage de pouvoir être pratiquée dans n'importe quel milieu.

Aussi pour toutes ces raisons — et en dehors de la pratique hospitalière — devons-nous la préférence à la trachéotomie sur le tubage : à ne pas hésiter à la pratiquer, le médecin aura le plus souvent la profonde satisfaction de rendre à sa famille en 24, 48 heures jouant sur son lit et entièrement guéri — un enfant qu'on lui aura confié en état d'asphyxie imminente, — parfois même de mort apparente (1).

(1) Pendant que l'enfant sera tubé ou trachéotomisé, il sera indiqué de continuer les enveloppements humides et les vaporisations d'eau. De même, il sera prudent ensuite de faire examiner cet enfant au point de vue végétations adénoïdes, — afin de lui éviter une cause possible de récidives.

TROISIÈME PARTIE

Observation I

Due aux docteurs Ménier et Boureau. Faux-croup grave.
Trachéotomie. — Guérison

Enfant Séch... 4 ans... est pris le 4 décembre 1906,
assez brusquement de dyspnée laryngée : le Dr Ménier le
voit le 5, au matin, et constate un tirage accentué et
persistant : l'examen de la gorge est négatif. Le tirage
ne faisant qu'augmenter dans la journée, il revoit l'enfant
le soir avec le Dr Boureau. A ce moment, l'asphyxie
est imminente, le tableau clinique est celui du croup à
la 3ᵉ période. Le Dr Boureau s'apprête à faire une ten
tative de tubage : mais l'index gauche constate un gonflement œdémateux à l'entrée du larynx, qui ne permet
pas l'introduction du tube. La situation devenant de
plus en plus critique, le Dr Boureau fait une trachéotomie. L'enfant fut immédiatement soulagé.

Le Dr Ménier essaya, dès le 3ᵉ jour, d'enlever la
canule, mais fut obligé de la remettre : elle put être
définitivement enlevée le 6ᵉ jour.

Examiné ensuite, cet enfant ne fut trouvé porteur ni
d'amygdales hypertrophiées, ni de végétations. Il avait

présenté, en 1905, un accès de faux-croup bénin, et dans les premiers mois qui suivirent sa naissance, il avait eu, à différentes reprises, des phénomènes de cornage peu accentué et durant plusieurs jours à chaque fois.

Observation II

Faux-croup grave. — Pas d'intervention. — Mort

Enfant de 18 mois, bien constitué : mal en train depuis plusieurs jours , il est pris, le 3 avril, d'une toux rauque, avec tirage. Un médecin, qui le voit dans la soirée, ne constate que quelques points blancs sur les amygdales, pas de fausses membranes, mais en raison du tirage persistant, conseille aux parents de le conduire à l'hôpital.

Nous voyons cet enfant à 11 heures du soir : sa température est de 38°5 ; il est très agité. Un enveloppement humide du thorax calme un peu son agitation et diminue plus nettement sa dyspnée. Après l'avoir surveillé pendant une heure, nous estimons pouvoir le quitter.

Cet enfant fut trouvé mort dans son lit à 5 heures du matin ; nous pensons qu'il a dû être repris de tirage plus violent, peu après notre départ. et qu'un défaut de surveillance l'a laissé arriver à la période asphyxique sans qu'on ait pu lui porter secours.

Observation III

(Personnelle)
Faux-croup grave. — Tubage. — Guérison

Enfant de 14 mois est vu pour la première fois, le 8 avril par le Dr Jouany, à Montbazon ; il tousse un peu, a la voix couverte — sans rien de spécial à l'auscultation. Quelques enveloppements sinapisés ont facilement raison de cet état — lorsque 3 jours après — l'enfant présente une toux rauque et commence à tirer. Le lendemain, le tirage s'est accentué, mais avec des périodes de calme complet ; pas de fièvre, quelques râles dans la poitrine. Malgré ce tirage, le Dr Jouany constate encore une fois qu'il n'y a pas de fausses membranes dans la gorge. Mais le 11 avril la situation s'est subitement aggravée — et le médecin conseille à la famille de conduire cet enfant à l'hôpital de Tours.

Il est vu, à 4 heures de l'après-midi : c'est un beau bébé, d'aspect robuste, il est en proie à un tirage très intense et se montre très agité — la température est de 39°5. Nous le tubons aussitôt, l'enfant est immédiatement soulagé. Il persiste cependant un certain degré de dyspnée d'origine pulmonaire — qui fait craindre le développement de lésions de broncho-pneumonie.

Cet enfant resta tubé sept jours, chaque essai de détubage étant suivi d'une reprise plus ou moins immédiate de tirage avec suffocation imminente. Pendant ce temps la température fut pendant 3 jours de 40°, sous l'influence d'enveloppements froids répétés, elle tomba progressivement. Le tube put être définitivement enlevé le septième jour, et l'enfant quitta le pavillon d'isolement le 20 avril en bon état.

La culture du mucus pharyngé n'a donné que des colonies de staphylocoques.

Observation IV

(Personnelle)
Faux-croup grave au début d'une coqueluche
Trachéotomie. — Guérison

Mar..., âgé de 6 ans — présentait depuis quelques jours des quintes de coqueluche — lorsque le 4 avril, il est pris assez brusquement de tirage. Un docteur qui le voit ce même jour lui fait une injection de 20 centimètres cubes de sérum ; mais malgré cette injection, le tirage s'est encore accentué le lendemain. On fait une nouvelle injection de 20 centimètres cubes. L'état s'étant encore aggravé dans la soirée, on décide de transporter l'enfant à l'hôpital.

A 11 heures du soir, il était en pleine période asphyxique ; pâle, les extrémités glacées — il vient d'avoir une émission involontaire d'urines et de matières. Nous faisons une seule tentative de tubage — mais tandis que l'index palpe l'ouverture du larynx, il se produit une syncope — et c'est sur un enfant vraiment mort — que M. le docteur Bosc pratiqua aussitôt la trachéotomie.

Dix minutes de respiration artificielle suffisent à le ramener à la vie. L'examen de la gorge révéla quelques rares points blancs disséminés sur les amygdales — mais la culture de cet exsudat ne montre que du staphylocoque.

On put décanuler cet enfant définitivement dès le second jour ; sa température ne dépassa jamais 37°. Sa coqueluche continue à évoluer, et l'intensité et le nombre des quintes (20 par 24 heures les premiers jours) nous donnent à penser qu'un tube laryngien aurait immanquablement été craché à chaque quinte.

Observation V

(Personnelle)
Faux-croup grave, au cours d'une rougeole
Trachéotomie. — Guérison

Roy..., âgé de 4 ans, était à la fin d'une rougeole normale, pendant laquelle il avait présenté la toux laryngée habituelle ; quand il fut pris assez brusquement à midi de tirage avec toux rauque. Un médecin, qui le vit peu de temps après, porta le diagnostic de faux-croup.

Dans la soirée, la dyspnée augmenta et les parents se décidèrent à le conduire à l'hôpital : à minuit, cet enfant était en état asphyxique très prononcé, et c'est là encore sur un enfant mourant, que nous fîmes une tentative de tubage ; la seule introduction de l'index détermina, comme dans le cas précédent, une syncope : nous lui fîmes aussitôt une respiration artificielle énergique avec injections d'huile camphrée, de caféine.

Il revint assez promptement à lui, fut mis dans un enveloppement humide du thorax et placé dans une chambre de vapeur ; son spasme se calma. Après l'avoir surveillé pendant deux heures, nous espérions même que ce spasme diminuerait progressivement. Mais le lendemain matin il était dans un état d'asphyxie tel qu'on n'eut que le temps de lui ouvrir sa trachée : il présenta même toute la journée une sorte de respiration de Cheyne-Stokes, due probablement à une intoxication bulbaire profonde par cette asphyxie prolongée, et l'on dut, à plusieurs reprises, lui exciter sa respiration par des frictions et divers stimulants.

Les premières tentatives pour lui retirer sa canule furent suivies d'une reprise énergique de la dyspnée. Le 4° jour, on mit un tube dans son larynx en ayant soin de lui faire remarquer qu'il pouvait se passer de canule pour respirer. Et soit suggestion chez cet enfant très nerveux, soit cessation spontanée du spasme, on put, à partir du lendemain (le tube resta en place 24 heures) lui retirer définitivement sa canule. La température oscilla entre 38° et 39° les premiers jours pour revenir rapidement à la normale. L'enfant quitta l'hôpital en bon état, le 10· jour de son entrée ; à aucun moment on n'avait constaté de fausses membranes, ni dans la gorge, ni dans le larynx (1).

Observation VI

Faux-croup. — Trachéotomie. — Guérison

Enfant Ser..., de Vouvray, 7 ans, est vu par M. le docteur de Grailly, dans la matinée du 25 juin 1907, pour une toux rauque avec un léger degré de dyspnée : les amygdales un peu rouges, ne présentent aucun

(1) Le docteur Magnan qui voulut bien examiner cet enfant quelque temps après sa sortie de l'hôpital, constata qu'il était porteur de végétations adénoïdes.

exsudat. Le cas lui paraît bénin, lorsque dans la soirée, il est rappelé d'urgence auprès de son petit malade. La dyspnée a fait en quelques heures des progrès inquiétants, et il existe un tirage si accentué, que le docteur de Grailly pense se trouver en présence d'un croup d'emblée : il y a, en tout cas, nécessité urgente à intervenir.

Cet enfant, revu le soir à 9 heures est à ce moment-là en pleine période asphyxique, cyanosé, n'ayant plus que quelques inspirations espacées, où il épuise ses dernières forces. Et c'est sur un enfant véritablement mourant qu'est pratiquée aussitôt la trachéotomie.

Il revint d'ailleurs promptement à lui sous l'influence de quelques manœuvres de respiration artificielle : sa coloration fut bientôt normale, son pouls, remonté par des injections d'éther et d'huile camphrée, reprit son amplitude habituelle.

Cet enfant, amené le lendemain au pavillon d'isolement de l'hôpital eut un spasme extrêmement persistant, chaque tentative pour lui enlever sa canule, était suivie d'un retour offensif de la dyspnée, et il fallait après quelques heures lui remettre d'urgence sa canule. Ce ne fut qu'après l'avoir tubé pendant 48 heures, qu'on put lui retirer définitivement tube et canule : il était resté huit jours sans pouvoir s'en passer.

A aucun moment on ne constata de fausses membranes laryngées, les amygdales ne présentèrent aucun exsudat, l'ensemencement du mucus pharyngé révéla la présence de staphylocoques purs. Cet enfant conserva ensuite plusieurs mois, un certain degré de tirage au

moindre effort. Le docteur Magnan, que nous remer-
cions pour l'obligeance qu'il mit à l'examiner à
différentes reprises constata une sorte de léger bourrelet
blanchâtre dans la région sous-glottique : il s'était agi
vraisemblablement d'un de ces cas de laryngite sous-
glottique primitive (1) dont les lésions inflammatoires
persistèrent un certain temps. Nous avons revu cet
enfant ces jours derniers ; il est en parfait état de santé.

Observation VII

Faux-croup. — Tubage. — Guérison

Enfant Deo..., 3 ans, à Saint-Pierre-des-Corps, est
vu le 15 décembre 1907, par le docteur Vialle, qui constate une angine pultacée légère. Pendant deux jours,
il présente la symptomatologie banale d'une angine
bénigne — lorsque le troisième jour, au matin, il est
pris d'une toux rauque, avec dyspnée et tirage. — La
situation alla dès lors en s'aggravant et l'enfant fut
amené dans la soirée au pavillon d'isolement. Son
tirage n'a fait que s'aggraver, — il y a déjà une cyanose accentuée que le tubage soulage immédiatement.
— La température est de 39°5.

Il présenta dans la nuit suivante des accidents
asphyxiques très inquiétants — dus à ce qu'une infir-
mière ignorante le laissa toute la soirée boire à sa
volonté. — Par la lumière de son tube, il envoyait à
chaque fois, une certaine quantité de liquide dans ses

(1) Voir thèse de Heller. Toulouse 1905.

bronches et manqua ainsi de mourir par submersion !

Le quatrième jour seulement, le tube put être enlevé sans danger : des phénomènes de bronchite, avec congestion des bases persistèrent encore quelque temps, — mais finalement cet enfant put être rendu bien portant à sa famille.

Observation VIII

Faux-croup. — Tubage. — Guérison

Enfant Datt..., 6 ans, à Rochecorbon, a été prise le 27 février 1908 d'un gros rhume, avec une toux spasmodique et rauque : dans la nuit ces phénomènes ne font que s'accentuer, en même temps qu'apparaît de la dyspnée avec tirage. — Le docteur Daniel appelé prescrit une potion calmante — des compresses humides autour du cou, et des vaporisations d'eau dans la chambre.

Malgré ce traitement, la situation s'aggrave d'heure en heure.

Tubée à son arrivée elle est immédiatement soulagée, et en quelques minutes, se remet à sourire. — L'examen de la gorge est absolument négatif : à peine les amygdales sont-elles un peu gonflées. — Le tube fut enlevé à la fin du deuxième jour, sans que le spasme se reproduisit : l'enfant quitta l'hôpital quatre jours après, en parfait état : deux jours de tubage, sans aucun autre traitement, l'avaient sauvée d'une mort imminente.

Observation IX

Faux-croup. — Tubage. — Guérison

Le 10 avril 1908 l'enfant Geo..., âgé de trois ans, est vu par le docteur Sabathé. Celui-ci le soigne d'abord pour une angine légère, à dépôts pultacés qui ne lui donna pas l'impression d'une diphtérie. Cependant dès le lendemain matin, au réveil, l'enfant a une toux rauque, une voix éteinte, et il commence à tirer. Le médecin traitant pratique alors une injection de sérum de Roux. Mais dans la soirée le tirage s'est encore accentué, il y a une inspiration sifflante, et l'on peut redouter une issue fatale si l'on n'intervient pas.

L'enfant fut conduit aussitôt à l'hôpital et tubé à son arrivée. La température était de 39,5.

L'examen des cultures — qui avait été pratiqué, en ville, par le docteur Boureau — ne révéla que du staphylocoque et du pneumocoque; un second examen, pratiqué par nous-même à l'hôpital, confirma ce premier résultat. Il s'agissait d'une angine banale ayant éveillé le syndrôme du spasme laryngé. Le tube fut enlevé le deuxième jour. L'enfant présenta à ce moment-là un peu d'albuminurie qui ne persista d'ailleurs pas, et put être rendu le sixième jour, à sa famille, complètement guéri.

Observation X

Faux-croup par adénopathie-trachéo-bronchique
Tubage. — Guérison

Enfant Paulm..., trois ans, est envoyé d'urgence, dans

l'après-midi du 16 mars 1908, par le docteur Hermary ; il arrive très cyanosé, avec un tirage intense. L'examen de la gorge ne révéla qu'une angine pultacée, dont les cultures fixèrent la nature purement staphylococcique. Il est tubé aussitôt.

L'auscultation de la poitrine que nous pratiquons toujours systématiquement en pareil cas, pour dépister dès le début les complications broncho-pulmonaires, fait entendre un énorme souffle à timbre tubaire, qui couvre tout le sommet droit, et l'espace interscapulaire.

Le lendemain, ce souffle se limite au voisinage de la colonne vertébrale, puis regresse peu à peu.

On enlève le tube le troisième jour, et quoique tirant encore un peu, l'enfant supporte bien son détubage. A ce moment-là, il n'existe plus qu'un souffle doux, dans la région interscapulaire.

Nous apprenons, d'ailleurs, des parents, que cet enfant a toujours été souffreteux, toussant depuis plusieurs mois — qu'il a eu la rougeole et la coqueluche — et ces antécédents, rapprochés des caractères de ce souffle, nous permettent d'affirmer la présence, chez cet enfant, d'une grosse adénopathie trachéo-bronchique. Nous serions porté à rattacher son spasme laryngé à l'existence de cette adénopathie ; il est probable, en effet, que sous l'influence d'une poussée congestive, ses ganglions médiastinaux, jusqu'alors silencieux, ont subi une hypertrophie passagère, et ont excité le récurrent. L'enfant eut la chance d'échapper à cette redoutable complication ; il quitta le pavillon au huitième jour, son spasme ayant définitivement cessé.

Observation XI

Faux-croup au cours d'une broncho-pneumonie
Tubage. — Mort

L'enfant Ma..., 8 mois, est envoyé d'urgence à l'hôpital, par le Dr André, le 24 juin 1908. Malade et toussant depuis huit jours, soigné en ville par un pharmacien, pour une coqueluche (!) ; il a été pris la veille de toux rauque avec dyspnée. Le Dr André le voit seulement le lendemain matin, trouve un enfant asphyxiant et l'envoie aussitôt à l'hôpital, craignant même qu'il n'y arrive pas vivant.

Il est tubé aussitôt à son arrivée ; le tubage produit un certain soulagement, mais si le sifflement laryngé a cessé, il persiste encore un certain degré de dyspnée diaphragmatique, qui nous fait craindre aussitôt des complications broncho-pulmonaires. La percussion du thorax ne révèle aucune matité anormale, l'auscultation, couverte par le retentissement du bruit laryngé, semble indiquer un gros souffle avec retentissement du cri, dans la région du sommet gauche.

La gorge était rouge, les amygdales gonflées, mais il fut impossible, même en déprimant profondément la langue avec l'abaisse-langue, d'apercevoir le moindre exsudat : l'ensemencement du mucus pharyngé ne montra d'ailleurs que du staphylocoque. La température était de 40°2.

Aussitôt le tubage fait, cet enfant reçut une injection de 20 centimètres cubes de sérum de Roux et un quart de centimètre cube d'une solution de morphine au centième. Il s'endormit d'un sommeil assez calme, qui persista toute l'après-midi.

L'air passait librement par son tube, et cependant il y avait toujours un certain degré de dyspnée, d'origine pulmonaire. La nuit ne fut pas mauvaise et le matin le tube fut enlevé, l'enfant avait alors 39°5. Il supporta assez bien son détubage et put prendre une tétée au sein, mais il était toujours dyspnéique, et les contractions rapides de son diaphragme rappelaient celles des dyspnées broncho-pulmonaires.

Il fut très agité toute l'après-midi, signe toujours de fâcheux augure dans l'histoire des spasmes laryngés, sa langue devint rôtie, le tirage laryngé reprit avec une intensité telle qu'il dut être tubé une seconde fois. Il fut encore partiellement soulagé, mais à partir de ce moment, son cœur faiblit, sa dyspnée diaphragmatique augmenta, et il mourut dans la nuit.

L'autopsie montra de grosses lésions de broncho-pneumonie suppurée, à la base gauche, avec adhérence de la plèvre au diaphragme. Le faux-croup n'avait été qu'un symptôme secondaire dans l'évolution d'une broncho-pneumonie banale.

CONCLUSIONS

I

Il existe, dans la première et seconde enfance, avec
un maximum entre deux et sept ans, un syndrôme
laryngé, qui débute comme un accès de laryngite striduleuse et se poursuit avec la symptômatologie et la
gravité des croups diphtériques.

II

L'examen de la gorge est négatif, ou ne révèle
qu'une rougeur diffuse avec quelques points blancs
disséminés : il n'y a pas de fausses membranes : ni cliniquement ni bactériologiquement ces cas ne sont pas de
la diphtérie.

III

Et pourtant, loin de se calmer spontanément ou
sous l'influence d'un traitement, comme dans le faux-
croup banal, il arrive parfois que le tirage laryngé va
jusqu'à l'asphyxie, si l'on n'intervient pas à temps par
le tubage ou la trachéotomie.

IV

Ces faits nous permettent de donner la classification suivante des laryngites graves de l'enfance.

<table>
<tr><td rowspan="4">Croup, c'est-à-dire obstacle laryngé à la respiration, soit par obstruction mécanique soit par spasme.</td><td>A Diphtérique.</td></tr>
<tr><td>B Non diphtérique (laryngite striduleuse, faux-croup grave).</td></tr>
</table>

l'un et l'autre offrant le même danger d'asphyxie.

V

En présence d'une dyspnée laryngée chez un enfant, même lorsqu'elle se présente avec les caractères du faux-croup le plus bénin, le médecin doit toujours faire les plus extrêmes réserves : ces dyspnées non diphtériques présentent même une gravité toute particulière en raison de l'inefficacité du sérum de Roux à leur égard.

BIBLIOGRAPHIE

BRETONNEAU.— *Des inflammations spéciales du tissu muqueux et en particulier de la diphtéridite.* Paris 1826.

RUAULT. — *Le spasme glottique d'origine nasale* (archives de laryngologie et de rhinologie). Paris 1888.

COUPARD G.— *Les tumeurs adénoïdes du pharynx et les laryngites striduleuses. Revue générale de clinique et de thérapeutique.* Paris 1887).

SOURDRILLE. — *Contribution à l'étude des névroses reflexes d'origine nasale et naso-pharyngienne.* Thèse de Paris 1887.

RAGONEAU. — *Les tumeurs adénoïdes de la cavité naso-pharyngienne et les laryngites striduleuses.* Thèse de Paris 1891.

E. CHAUMIER. — *Les tumeurs adénoïdes du pharynx nasal chez les enfants.* Académie de médecine, mars 1891. *Mercredi médical,* 1891.

E. CHAUMIER. — *Les enfants qui ouvrent la bouche. La medicina popular.* Barcelone, 1891.

LUCIEN BARTOLI.— *Des végétations adénoïdes du pharynx nasal.* Thèse de Paris, 1893.

E. CHAUMIER. — *La bronchite chronique chez les enfants, son traitement chirurgical. Gazette médicale du Centre.* Mars 1897.

WILLIAM HUGUES. — *The continental and British medical Review.*

TROUSSEAU. — Lettre de Trousseau à Bretonneau. *Journal de médecine,* 1843.

BARRIER. — *Traité pratique des maladies de l'enfant.*

DU CASTEL. — *De la mort par accès de suffocations dans la coqueluche.* Thèse de Paris, 1873.

CADET DE GASSICOURT. — *Traité pratique des maladies de l'enfance.* Paris, 1882.

Roger. — *Recherches cliniques sur les maladies des enfants.*

D'Espine et Picot.— *Manuel pratique des maladies de l'enfance.* Paris, 1889.

Bauniol. — *Le spasme de la glotte dans la coqueluche.*

Carpentier. — *Laryngite diphtérique. Indication du tubage et de la trachéotomie.* Thèse Paris, 1901.

Fortunet. — *Affections de la région sous-glottique.* Thèse de Paris 1899.

Pelletier. — *Laryngites aiguës* (tubage du larynx non diphtérique). Thèse de Paris, 1897.

Houley. — *Laryngite suffocante varicelleuse.* Thèse de Paris, 1897.

Joly. — *Des accidents laryngés, sténose glottique des adéno-pathies trachéo-bronchiques.* Thèse de Paris, 1896.

Touchard.— *Laryngites aiguës de l'enfance simulant le croup.* Thèse de Paris, 1894.

Deguy. — *Revue des maladies de l'enfance,* 1902.

Cruchet. — *Gazette hebdomadaire des sciences médicales de Bordeaux,* 1903.

Demay de Certant. — *Gazette hebdomadaire des sciences médicales de Bordeaux,* 1904.

Journal de clinique et de thérapeutique infantiles, 1897.

Gazette des hôpitaux, mars 1897.

P. Koch. — *Sur la laryngite sous-glottique aiguë. Annales des maladies de l'oreille et du larynx,* 1888.

Moures. — *Considérations cliniques sur les troubles de la voix dans la laryngite catarrhale aiguë. Gazette hebdomadaire des sciences médicales de Bordeaux,* 1887.

Comby et Grancher.— *Traité des maladies de l'enfance,* 1904. Paris.

Brouadel et Gilbert. — *Nouveau traité de médecine et de thérapeutique.* Paris, 1908.

Bezy et F. Laval. — *Quelques considérations pratiques sur l'intervention dans les laryngites aiguës de l'enfance. Province médicale,* 1906.

Bézy. — *Laryngo-spasme et signe du facial chez les enfants.* Toulouse, 1903.

TOURS, IMPRIMERIE EMMANUEL RIVIÈRE